Osvaldo Batista Rojas
Gladys Reynaldo Gcía
Mildrey Betancourt P

Epidemiología del alcoholismo en la tercera edad

Osvaldo Batista Rojas
Gladys Reynaldo Gcía
Mildrey Betancourt P

Epidemiología del alcoholismo en la tercera edad

PUBLICIA

Imprint

Cover image: www.ingimage.com

Publisher:
PUBLICIA
is a trademark of
International Book Market Service Ltd., member of OmniScriptum Publishing Group
17 Meldrum Street, Beau Bassin 71504, Mauritius

Printed at: see last page
ISBN: 978-3-639-55266-9

TABLA DE CONTENIDOS

INTRODUCCIÓN

En la época primitiva los ancianos gozaron de gran esplendor, eran portavoces de las costumbres que identificaban a cada tribu y su historia; por su experiencia y sabiduría eran consultados en calidad de consejeros para asuntos tan importantes en la supervivencia como guerras, cosechas, pronósticos, entre otros.

En algunas culturas antiguas, los ancianos fueron respetados y cuidados hasta su muerte, en otras al verse limitados en cumplir sus responsabilidades, para no convertirse en una carga, abandonaban al grupo de forma voluntaria y buscaban sitios tranquilos donde encontrar una muerte digna, de donde datan los primeros antecedentes de suicidio socialmente asistido o eutanasia [i].

En la cultura hebrea y en la primera etapa de la civilización griega, el anciano recibe un trato respetuoso según aparece reflejado en la Biblia y en las obras de Homero, La Iliada y La Odisea. Sin embargo esta conducta fue cambiando en disonancia con el desarrollo social, la transmisión oral fue sustituida por la invención de la escritura, y las demás funciones de los ancianos fueron suplantadas de manera paulatina por calendarios, relojes y otros medios más seguros de cálculos y pronósticos. Más tarde la aparición de la propiedad privada y la división en clases, acentuaron la necesidad de producir para comer, terminó así la vejez convertida en una época de inutilidad [1.]

En la segunda etapa del desarrollo social griego, la posición frente al anciano cambió, Aristóteles en su obra Ética a Nicómaco describe el carácter de los ancianos como… "un producto viciado por los años, no se atreven a asegurar nada y en todo quedan mucho más cortos de lo que se debe. Opinan pero no están ciertos...cuando discuten siempre añaden el quizás y el acaso...todo lo dicen así y nada con seguridad...suspicaces por su falta de confianza, son mezquinos por haber sido humillados por la vida...no codician nada grande ni excesivo, solo lo adecuado para vivir...y no son generosos, son cobardes y egoístas...viven mirando la utilidad y no el bien en grado mayor al debido y viven más con la memoria que con la experiencia"...[1]

La vejez comenzó a ser considerada una etapa degradante e inevitable, donde el recurso recomendado según los estoicos era "resignación ante los achaques, sobrellevarles y sacarles el mejor partido" como dictaba Cicerón en sus tratados "Senectute"[1].
Con el surgimiento posterior del capitalismo, los viejos comenzaron a ser evaluados y divididos según sus posesiones, respetados y cuidados en relación con su posición económica. Los que tenían recursos permanecían en sus casas, asistidos por familiares o sirvientes, bajo la supervisión de la creciente clase médica, los pobres eran atendidos de manera muy precaria por su familia, o vivían condenados a la mendicidad hasta la muerte. La vejez dentro del utilitarismo que el capitalismo imponía a la sociedad en general y a la familia en particular, quedó una vez más execrada al grupo de "los inútiles", marcada por la incapacidad, el desgaste físico, la fatiga y las enfermedades limitantes o discapacitantes. Temida por el declinar de la materia que cumple un proceso inevitable, la soledad del "nido vacío", la necesidad de cuidados, y el silencio emocional.

En América al igual que en otras culturas, durante la etapa primitiva se tenía en alta estima y consideración al anciano (Incas, Mayas, Toltecas), pero la conquista impuso nuevas formas de relaciones sociales, de los nativos a los colonizadores solo les interesaba la mano de obra. En las colonias se imitaban e implantaban los estilos de vida traídos del viejo continente. Aun años más tarde después de su "liberación", los nuevos sistemas de gobierno implantados fueron similares a los del viejo continente y en América Latina pasamos de ser colonizados a neocolonizados por otras potencias, donde los ancianos se convirtieron en una carga para gobernantes y familiares.

Aunque la Revolución Científico Técnica en el campo de la medicina ha permitido un alargamiento de la vida, los condicionamientos sociales con que se analiza, se ve y se trata a la tercera edad, siguen siendo los mismos que siglos atrás. Han quedado rezagados dentro del desarrollo social y a pesar de tener ancianos cada vez más capaces, independientes y productivos, no se reconocen en su plenitud y se les sigue tratando según viejos esquemas paternalistas, utilitaristas y sustitutivos. Toda esta constelación de pérdidas y frustraciones, constituyen el terreno meioprágico que desencadena las carencias y crisis de la tercera edad, lo que convierte a los ancianos en personas de riesgo frente al consumo de sustancias en busca de alivios y olvidos, o como muleta y escudo para enfrentar la vida que se escapa en calidad y cantidad.

En el mundo actual el alcoholismo constituye un problema de salud aun no resuelto y las drogodependencias alcanzan cifras de incidencia y prevalencia comparables a las peores epidemias enfrentadas por la sociedad a lo largo de su historia, según plantea el Dr Ricardo Gonzalez, Coordinador principal del Grupo Nacional de Adicciones en Cuba[ii].

En la ancianidad el alcoholismo trasciende a la drogodependencia para ocupar un espacio nosológico propio, como grupo de riesgo, ante el cambio de patrón de ingesta y formas de neoconsumo, con características propias, cuya onda expansiva reverbera continuamente sobre el sistema político, judicial, familiar y social en general. De tal modo que el alcohol es responsable directo o indirecto del maltrato y la violencia en el hogar y fuera de él, provoca y convive con otras enfermedades que afectan la calidad de vida y aceleran el curso fatal, a la vez presupone mayores gastos en atención de salud, es causa de serias complicaciones y rechazo en quienes necesitan de la sociedad más que nunca.

América Latina en general es considerada una de las zonas de mayor consumo percápita de alcohol según estudios realizados. En el caso específico de Venezuela el consumo de alcohol forma parte importante de las costumbres y determina una elevada tolerancia social frente al consumo de alcohol en todos los grupos de edades, de tal forma que para la mayoría de la población el alcohol no es considerada una droga.[4, 5.]

El consumo continuo según la costumbre y los reforzadores positivos de la sustancia convierten a la población venezolana en grupo de riesgo para desarrollar la enfermedad adictiva, con mayor intensidad en los ancianos. Ellos continúan bebiendo como en etapas anteriores de su vida o con mayor frecuencia e intensidad para escapar de una cruel realidad, la vida que llega a su fin, sobre todo de aquellos de bajos recursos, por estar excluidos prácticamente del sistema social.

La presente investigación se basa en la posibilidad que ofrece el Gobierno Revolucionario Bolivariano de brindar la atención de salud como un derecho del ser humano sin exclusión de edad, sexo, raza o condición social y se desarrolla en el área de Rincón Adentro, una de las zonas rurales más pobres del Estado Anzoátegui.

Esta investigación se refiere al alcoholismo en el anciano, por suponer un grave problema de salud, muchas veces ignorado por las particularidades con que aparece en este grupo: viven y beben solos, desarrollan patrones de consumo atípicos, presentan modificaciones de tolerancia etílica, y el incremento del consumo, no en número de casos, sino en cantidad de alcohol ingerido individualmente. Estas características encubren el cuadro clínico, de manera que los síntomas y la abstinencia que caracterizan la enfermedad (temblor de manos, problemas de sueño, pérdida de memoria, entre otras) se atribuyen erróneamente al envejecimiento y no al fenómeno adictivo. Además, el alcoholismo en Venezuela es un tema poco estudiado y en el caso específico del anciano, los datos estadísticos hablan de mortalidad y morbilidad de enfermedades que pudieran ser complicaciones derivadas del consumo de alcohol sin hacer referencia al mismo[iii].

El desarrollo del presente estudio permitió profundizar en el conocimiento de las particularidades del alcoholismo en la tercera edad, lo que favorecerá en lo sucesivo el proceso diagnóstico y su detección precoz. La información recogida facilitará la elaboración de planes de intervención para modificar los factores que convierten al anciano en población de riesgo, trascendiendo el enfoque curativo de la medicina tradicional para acercarse a la labor preventiva de la medicina moderna, desde el enfoque multifactorial que caracteriza el origen de la enfermedad. A su vez permite reducir la aparición de complicaciones que encarecen los sistemas de atención, limitan la calidad de vida del anciano y su familia, e inciden de forma negativa en los índices de supervivencia de la tercera edad, acortando su vida. Con este enfoque preventivo, a la vez que se prolonga la vida, se mejora su calidad, ya que se procura una razón más para vivir de manera responsable, con la dignidad que siente el ser humano de superarse a si mismo independientemente de su edad.

La problemática del alcoholismo en la tercera edad deviene en la actualidad, a diferencia de épocas anteriores, en un problema social a resolver mediante correctas y adecuadas políticas de salud, basadas en las particularidades con que aparece el fenómeno en dicho grupo de edad, Para ello se hace indispensable el desarrollo de estudios de terreno y una correcta atención bio-psico-social del anciano, elemento que nunca antes ocurrió en Venezuela, pues los gobiernos anteriores no estaban interesados en este sector de la población.

A partir del cambio social y la nueva tendencia socialista en Venezuela es que se hace posible desarrollar este tipo de trabajo, donde el médico de familia deviene en su protagonista principal según la experiencia desarrollada en Cuba. Es el profesional comprometido con la problemática de salud de cada población, llamado a realizar un diagnóstico veraz y preciso a partir del cual debe proponer, implementar y desarrollar todo un conjunto de acciones de salud donde se involucren los diversos sectores, las organizaciones formales e informales, la comunidad y otras agrupaciones. De esta forma participan activamente en la toma de decisiones, asume cada cual sus responsabilidades específicas y se fomenta la creación de nuevos vínculos de colaboración en favor de mejorar el estado de salud de su población. El médico de atención primaria es el gestor principal, ya que constituye el representante en cada población del sector salud, según refiere González Valcárcel en su conferencia sobre Cómo lograr la participación comunitaria, quien concluye que la misma permite la coordinación estrecha entre la comunidad, instituciones locales, organizaciones y el sector salud[iv].

El alcoholismo en la ancianidad ha sido un fenómeno poco estudiado en el mundo bajo la errónea impresión de su escasa incidencia, pero según muestra el estudio longitudinal Russian Longitudinal Monitoring survey (RMLN), el consumo de alcohol en personas de edad avanzada representa un problema de salud pública difícil de diagnosticar, solo ante alteraciones graves del orden público, se sospecha que un anciano tiene problemas con el alcohol, no obstante, se les ignora o tolera con la intención de perdonar o ayudar[v].

Tiende a ser un problema enmascarado, por ser una droga legal, asequible y fácil de adquirir, con un alto nivel de permisibilidad, aceptación y tolerancia social frente a su consumo y abuso, a lo que se suma la negación del anciano adicto, la familia y la sociedad, e incluso de la "estadística", cuyos datos no parecen indicar que haya problemas de dependencia alcohólica en estas edades.

En la población rural del municipio Sotillo del estado Anzoátegui existe un elevado número de ancianos que consumen alcohol, cuyas familias presentan los problemas típicos derivados de esta hábito, lo cual fue detectado en el Análisis de la Situación de Salud realizado en el año 2007.

Por todo lo anteriormente expuesto se planteó como Problema Científico, la necesidad de desarrollar una estrategia interventiva sobre factores psicosociales asociados al alcoholismo en la tercera edad, para disminuir el consumo de alcohol y establecer la abstinencia como meta en el control de la enfermedad en la población rural del municipio Sotillo.

Este investigador partió de la hipótesis de que si se desarrollaba una estrategia de intervención destinada a actuar sobre los síntomas psíquicos, las carencias, las crisis en la tercera edad y la percepción de los ancianos dependientes de alcohol sobre su situación familiar, debía modificarse el patrón de consumo con tendencia a su disminución o eliminación.

Lo anterior permitió trazarse como Objetivo General:
Desarrollar una estrategia de intervención comunitaria para modificar el patrón de consumo de alcohol y sus consecuencias en la tercera edad, en población rural masculina de la parroquia Pozuelos del Municipio Sotillo en el período comprendido entre enero del 2007 a septiembre del 2008.

Como Objetivos Específicos:

1. Identificar la dependencia al alcohol en pacientes consumidores.
2. Caracterizar patrón de consumo y síntomas psíquicos en los casos diagnosticados.
3. Identificar la presencia de carencias y crisis de la tercera edad, mitos relacionados con el consumo, síntomas psíquicos, así como la percepción del anciano sobre sus problemas familiares.
4. Diseñar una estrategia interventiva para modificar el patrón de consumo de alcohol y sus consecuencias en pacientes de la tercera edad.
5. Evaluar la eficacia de la estrategia interventiva.

Para satisfacer dichos objetivos se desarrolló una estrategia interventiva basada en la participación social-comunitaria y en la intersectorialidad. Constituyó un factor decisivo la integración de todos los actores sociales con capacidad para identificar problemas, definir prioridades, formular y negociar sus propuestas en la perspectiva del desarrollo de la salud de la comunidad. Para concluir, la intervención implementada resultó eficaz ya que se observaron mejorías importantes en el patrón de consumo en cuanto a disminución de la gradación en las bebidas alcohólicas, en las cantidades y frecuencia de consumo, además se logró desestructurar los mitos más frecuentes presentes en la población de ancianos.

CAPITULO I. EL ALCOHOLISMO EN LA ANCIANIDAD

I. 1.-Concepto de alcoholismo.

La evolución del concepto de esta enfermedad ha sido muy polémica y se ha ido enriqueciendo en la medida en que se ha profundizado en su estudio, en referencia a dos definiciones básicas:

La primera se debe a Jellinek en la década del 40, quien dijo que esta categoría gnoseográfica "incluía todo uso de bebida alcohólica que cause daño de cualquier tipo, al individuo, a la sociedad, o a los dos"[vi].

La segunda, mucho más actual, es del Comité de la Organización Mundial de la Salud (OMS) que plantea que el alcoholismo es un trastorno conductual crónico manifestado por repetidas ingestas de alcohol, excesiva respecto a las normas dietéticas y sociales de la comunidad, y que acaban interfiriendo la salud o las funciones económicas y sociales del bebedor[vii].

Se plantea que existen tantas definiciones del alcoholismo como especialistas interesados en el problema; una de las más difundidas es la establecida por el Doctor Keller quien dice que el alcoholismo es un "desorden de la conducta, que se manifiesta por medio de la ingestión repetida de grandes cantidades de bebidas alcohólicas, que provocan un comportamiento anormal o desviado y causan daño al funcionamiento social, económico o de la salud."[viii].

Sin embargo, establecer el diagnóstico en cuanto a cantidad de ingesta puede conllevar a errores diagnósticos, pues dicha respuesta guarda relación con las características metabólicas y bioquímicas que determinan la capacidad de tolerancia en el hombre, la cual es específica para cada individuo. Según afirma Velasco, investigador español, hay grandes variaciones individuales de respuestas al alcohol, por tanto, ciertos sujetos reaccionan incluso ante ingestiones moderadas. En otro trabajo, el mismo autor clasifica las diversas definiciones del alcoholismo, y acentúa los sociológicos[ix, x].

Existen autores que han enfatizado en las definiciones de tipo social como Laforest que la llama "desviación social" y Gosselin con su modelo sociodemográfico, sostienen que el fenómeno debe verse como desviación alcohólica de comportamientos sociopsicológicos. Mientras que otros comparan las prácticas de la ingestión de alcohol con los problemas ocasionados por su consumo excesivo o bien enfatizan las características culturales asociadas, a lo que se llaman: "las reglas de beber social" [xi,xii, xiii].

Las causas sociales del alcoholismo han sido objeto de interés para las ciencias sociales, se han estudiado factores tales como la inmigración, la aculturación, la tendencia a considerar al alcohol como una enfermedad no individual sino socio-familiar, los aspectos demográficos básicos y los aspectos sociopsicológicos con que aparece el fenómeno adictivo a la sustancia[xiv].

Otros investigadores han encontrado fuertes relaciones entre los factores socioculturales de los bebedores y los patrones de consumo. Por ello, se expresa la necesidad de explicar estos problemas desde diferentes ángulos. Son varios los estudios que existen en torno a la investigación social del alcoholismo que consideran las variables sociales, culturales y la famacodependientes para proponer el origen multifactorial como la teoría más aceptada hactualmente [xv,xvi,xvii,xviii].

Basado en lo anteriormente planteado se puede concluir que los factores que intervienen en el proceso salud-enfermedad, y en consecuencia de la protección de la salud, tienen connotaciones culturales, políticas y económicas. Su modificación y prevención en ocasiones no produce resultados socialmente tangibles o políticamente rentables, como es el caso de las bebidas alcohólicas, en consecuencia, escapan a las posibilidades de resolución por parte del médico unilateralmente, lo que responde a diferentes causas:

- El alcoholismo es un problema cultural, porque forma parte de las costumbres; es muy difícil hacer compatible con la salud una sustancia en la que la alimentación, el placer y la costumbre se combinan.
- Es un problema político, porque hay muchos ciudadanos y estructuras sociales poderosas, cuyo status está relacionado con la denominada cultura del alcohol, las decisiones en cuanto a su restricción tienen un fuerte impacto político individual y popular.
- Es un problema económico, porque del alcohol depende la economía de muchas zonas y regiones, de su expendio se recauda gran cantidad de impuestos, por lo que cualquier medida necesita un soporte económico importante para su acometida y resolución. En consecuencia, es manifiesto su carácter lucrativo, incluso para el Estado, encargado de velar por sus consecuencias indeseables.

Estos factores han sido normalmente olvidados por la medicina clásica. Los servicios de salud prestan asistencia a las intoxicaciones agudas, enfermedades orgánicas y psíquicas en las que interviene el alcohol, accidentes y traumatismos relacionados con él, así como múltiples problemas familiares y sociales, más que a detectar y tratar su verdadera causa “la ingesta irresponsable de alcohol”.

Los daños derivados del consumo de alcohol aparecen a largo plazo y no son independientes de la problemática social y del patrón de consumo del paciente. En consonancia, es oportuno la determinación de los patrones socioculturales y la cuantificación de la ingesta de alcohol/días-semana. Atendiendo a lo anterior se establecen básicamente dos modelos de consumo clásicos, sin embargo la tendencia actual es a la convergencia para establecer patrones mixtos que conducen a un inicio del consumo a edades cada vez más tempranas, en cantidades y frecuencia cada vez mayor, comportamiento que se extiende casi hasta el final de la vida. No obstante, conocerlos es útil para abordar en prevención primaria el problema, ya que permite entender las conductas de los bebedores y poder actuar sobre ellas [xix]. (Anexo I)

Estos modelos de consumo están determinados por las características socioculturales de cada región, las cuales devienen en factores de riesgo para el desarrollo de la enfermedad adictiva. A su vez estas costumbres, unidas a las características de personalidad del paciente, determinan el patrón de consumo que acompañará al bebedor en las diferentes etapas de la vida o de la enfermedad una vez instaurada. El conocimiento del patrón de consumo deviene en un elemento diagnóstico importante, ya que en relación con éste se establece la clasificación de: Abstemios, Bebedores sociales, Bebedor problema, Alcohólico y Alcohólico complicado.

I.2. El alcoholismo en Venezuela.

En el caso específico de Venezuela el consumo de alcohol por encima de niveles permisibles se asocia a cifras importantes de morbilidad, mortalidad, altos costos sociales y con efectos adversos en las familias y la comunidad. "consumo permisible de alcohol" es una expresión usada habitualmente desde el punto de vista social en el país[xx].

Aunque no se han constatado en encuestas epidemiológicas recientes, los datos disponibles indican que los problemas relacionados con el alcohol son importantes. El consumo de alcohol por persona en 1998 fue de 5,2 litros al año, esto es, superior al comunicado en Chile, Colombia y México. Venezuela ocupa el decimoctavo lugar entre los productores mundiales de cerveza y hasta hace poco se encontraba entre los diez países del mundo con mayor consumo de whisky. Se calcula que aproximadamente 600 000 personas (3%) son dependientes del alcohol. La mortalidad relacionada con el alcohol es alta, y la tasa de mortalidad por Cirrosis Hepática es casi dos veces mayor que la de los EEUU (19,4 frente a 11,6 muertes por 100 000 personas)[xxi, xxii, xxiii, xxiv].

El consumo de alcohol es parte integral de la vida sociocultural del país y el alcohol no se considera una droga. La sociedad venezolana acepta y alienta el consumo de alcohol, justificándolo con cualquier motivo: acontecimientos familiares importantes (bodas, funerales) u ocasiones triviales (lavar el automóvil, pintar la casa, entre otros).

El principal desencadenante del alcoholismo está relacionado con el género, porque en Venezuela se acepta que el consumo frecuente y habitual de alcohol es una práctica masculina. Esta costumbre profundamente enraizada hace que se le dé al hombre permiso incondicional para que consuma tanto alcohol como le sea posible.

Tanto es así que en algunas reuniones familiares en las que se consume alcohol se les permite a los niños varones, (no a las hembras) que prueben las bebidas de los padres. Otros desencadenantes del alcoholismo en Venezuela son similares a los de otros países: tabaquismo, estrés, síntomas mentales (ansiedad, depresión, entre otros), escasez de variantes culturales para el disfrute social, excesiva propaganda gráfica y hasta hace poco televisiva. Muchos venezolanos no consideran al alcohol una droga que puede producir dependencia y deterioro de la salud.

Durante los últimos 12 a 15 años ha existido en Venezuela un progresivo aumento del consumo de alcohol en las mujeres[xxv]. La característica más importante de esta observación es que las bebedoras consumen alcohol de forma competitiva con los varones, con la consecuencia de que la medicina venezolana debe enfrentarse ahora al riesgo de problemas de salud, consumo problemático de alcohol y dependencia también en las mujeres[xxvi, xxvii].

Aunque antes la cirrosis hepática era infrecuente en el sexo femenino, ahora según estudio publicado en el año 2000, el 25% de los pacientes ingresados con Cirrosis en el Servicio de Gastroenterología del Hospital Universitario de Caracas son mujeres. El consumo de alcohol durante el embarazo es otro problema y los estudios realizados en los hospitales públicos de Valencia y Maracaibo han revelado la existencia de un importante consumo de alcohol[19]. En el Hospital Universitario de Maracaibo, 53% de las embarazadas hospitalizadas decían consumir alcohol regularmente, y 75% de las bebedoras lo consumían durante un promedio de tres días a la semana, y en cantidades suficientes para sentirse "alegres" o ebrias[18, 20] .

De manera general se estima que se mantiene una asociación entre las muertes violentas y el consumo reciente de alcohol, que alcanza el 42,9%

en accidentes de vehículos automotores, 27,8% en homicidios y 50% en suicidios[18].

En Venezuela los recursos para el tratamiento de los problemas relacionados con el alcohol se reducen a los grupos de Alcohólicos Anónimos y a un pequeño número de programas terapéuticos formales localizados en las principales ciudades. En cambio los esfuerzos para la prevención del abuso de otras drogas están más desarrollados por considerarse sustancias más dañinas para el consumidor y la familia, dejando de la mano el problema del alcohol.

La Comisión Nacional Contra el Uso Ilícito de las Drogas (CONACUID) fundada en 1971 y patrocinada por el gobierno, es responsable de desarrollar programas de prevención y tratamiento del abuso de drogas, no de alcohol. Gran parte del trabajo de la CONACUID se realiza mediante fundaciones, universidades y organizaciones no gubernamentales. Hasta la fecha no hay organizaciones que se dediquen a los problemas sociales y de salud pública relacionados con el consumo de alcohol [20, xxviii].

I. 3. Alcoholismo en la tercera edad.

Sobre alcoholismo en la tercera edad existen pocas publicaciones, las encontradas se refieren a estudios aislados, existen pocas con análisis social y las estadísticas se refieren a total de población sin tener en cuenta a los ancianos como objeto de estudio.

La aparición de la enfermedad en el anciano responde a un origen multifactorial al igual que a otras edades, sin embargo lleva implícito las características que impone la ancianidad y está asociada a factores de riesgo específicos de tipo personal, familiar y social.

Dentro de los personales se pueden citar las consecuencias que impone la llegada a esta edad en aquellos que no tuvieron la oportunidad de prepararse, o que por su condición física e intelectual aun se sienten capaces y no asumen la edad como limitante y los que tienen dificultades para manejar determinadas situaciones:

- Pérdida de estatus.
- Incertidumbre sobre su valía personal.
- Inseguridad frente a las demandas de su nueva vida y necesidades.
- Aprehensión respecto a su salud, al deterioro físico y psicológico.
- Presencia de enfermedades limitantes, discapacitantes e invalidantes, así como su control farmacológico e higieno-dietético.
- Dificultades sexuales.
- Jubilación obligatoria o voluntaria y dificultad de adaptación a la vida no laboral.
- Dificultades para su gratificación.
- Disminución en la participación social.
- Dificultades de adaptación al traslado a nuevos lugares, hogares, convivencia y grupo.
- Pérdida del cónyuge.
- Soledad y abandono familiar
- Actitud ante la muerte.

A estos factores se suman los familiares y sociales, los cuales son el resultado de la aceleración con que ha ocurrido el envejecimiento poblacional, que no ha permitido a la sociedad y a la familia adaptarse al nuevo anciano capaz y eficaz a pesar de su edad o de asimilar al adulto mayor con sus limitaciones propias.

Este disbalance entre el concepto histórico que se tiene del anciano y sus actuales características físicas, psíquicas, materiales, espirituales y sociales, establece una limitación importante en su calidad de vida, salud e índice de supervivencia, a la vez constituye un problema ético al cual la humanidad no ha podido dar una solución satisfactoria para el anciano en particular, la familia y la sociedad en general

Dentro de los factores familiares se pueden encontrar:

- Escasez de recursos psicológicos, físicos, y económicos para asumir la ancianidad de sus miembros o asimilar el cuidado de un anciano.
- Problemas de convivencia.
- Actitudes paternalistas sustitutivas o sobre protectoras.
- Actitudes excluyentes
- Dificultades en la comunicación
- Convivencia intergeneracional
- Desplazamiento de roles

Dentro de los factores sociales se señalan:

- Incapacidad de mantener al anciano laborando e imponer la jubilación.
- Deficiencias de los programas de apoyo social al anciano en general y al minusválido en especial.
- Sistemas sociales que no permiten asegurar una independencia económica y les obliga a depender de sus familias por insuficiencias de subsidios o pensiones.
- Costos de salud demasiado elevados.
- Ausencias de posibilidades y medios de distracción.
- Barreras arquitectónicas.

- Escaso desarrollo urbanístico que obliga a la convivencia de varias generaciones.
- Concepciones machistas que imponen el cuido del anciano solo al sexo femenino.
- Ausencia de programas de rescate social o reinserción.
- Ausencia de cultura de la tercera edad.

Este tipo de adicciones no suelen descubrirse fácilmente a estas edades. Estas personas son más reservadas cuando comentan sus excesos con esta droga y además los médicos sospechan menos de los ancianos que de la gente joven. Todo ello, unido a que casi nunca queda constancia escrita de los malos usos del alcohol entre ancianos, hace que el control sobre este tipo de sujetos sea mucho más dificultoso. Factores sociodemográficos como ser varón o tener pareja también pueden influir en que una persona mayor abuse del alcohol.

Otra consideración es que los ancianos no tienen apenas complicaciones legales, sociales y laborales que limiten el consumo de bebidas etílicas, aunque sí sufren trastornos fisiológicos más graves a causa de su alcoholismo que las personas jóvenes. De hecho, el Instituto Nacional de Alcoholismo y Abuso del Alcohol (NIAAA) estadounidense recomienda no tomar más de una copa de bebida alcohólica al día a partir de los 65 años [25, xxix].

Una cuestión importante para diagnosticar correctamente a este tipo de pacientes es contextualizar su consumo, su “vida alcohólica”. De haber sido un gran bebedor o no dependerá que se descarten o se certifiquen ciertas impresiones del especialista que estudia a un paciente.

Es importante recordar y reiterar que los alcohólicos de edad avanzada presentan patrones de consumo diferentes a los jóvenes. Suelen beber a diario, en cantidades menores debido al deterioro previo, a las enfermedades intercurrentes y a las interacciones con la medicación. El aislamiento social, la falta de apoyo familiar y los padecimientos invalidantes son factores de riesgo o agravantes del consumo de alcohol durante la tercera edad[26].

La presencia de problemas con el cónyuge, hijos adultos y otras personas del entorno social, los trastornos somáticos y accidentes constituyen factores que permiten la identificación del alcoholismo a edades avanzadas, por lo que es necesario insistir en estos elementos como factores de riesgos que permitan detectar precozmente este tipo de conducta autodestructiva en los ancianos alcohólicos. El consumo de alcohol por los adultos mayores se relaciona generalmente con problemas físicos, psiquicos y cognitivos o se traduce en una mayor tendencia a enfermar (morbilidad), a tener una peor imagen de si mismo, visitar con frecuencia al médico, padecer trastornos depresivos, obtener menor satisfacción en pareja y tener menos lazos sociales.

Los ancianos alcohólicos muchas veces viven en situación de aislamiento social, son viudos, sin familia, ni trabajo y como no provocan alteraciones públicas, ni se ven envueltos en problemas con la ley, no se les suele ver como enfermos adictos.

Como en los ancianos es difícil encontrar niveles de consumo elevados que den síntomas de abstinencia identificables clínicamente, otro elemento que puede orientar hacia la sospecha de la enfermedad son las consecuencias a largo plazo del consumo de alcohol, ya sea por larga historia previa de consumo o por que el deterioro es mucho más acelerado.

Dentro de estas manifestaciones se pueden encontrar:

- Desde el punto de vista nutricional, la disminución de los valores de ácido fólico, hierro y niacina que acompañan al alcoholismo, favorecen la aparición de anemias, lesiones cutáneas, diarrea y depresión.
- Las alteraciones gastrointestinales del alcohólico afectan el esófago (inflamación y cáncer), el estómago (inflamación, úlceras y cáncer), el hígado (hepatitis, cirrosis y cáncer) y el páncreas (pancreatitis, bajos valores de azúcar en sangre y cáncer), en el tracto digestivo (colon irritable, síndrome de mal absorción intestinal, hemorroides, sangramientos, cáncer, entre otras).
- En cuanto a complicaciones cardiovasculares, las principales son: arritmia, insuficiencia cardiaca, hipertensión arterial y aterosclerosis con sus respectivas formas clínicas y múltiples manifestaciones.
- Neurológicamente, las consecuencias del alcoholismo abarcan una amplia gama que va de lo leve a lo severo: confusión, coordinación reducida, limitación de la memoria, deterioro de los nervios que controlan los movimientos de los brazos y las piernas y accidentes cerebro vasculares.
- Desordenes psíquicos como distractibilidad, deterioro cognitivo, alucinaciones, cuadros depresivos, ansiosos, de angustia, trastornos del sueño y episodios psicóticos como son la celotipia alcohólica, alucinosis alcohólica, psicosis de Korsakof, Delirium tremens, entre otros.
- El índice de accidentes en el hogar y fuera de este aumenta de forma considerable, lo cual provoca complicaciones a corto y largo plazo con la consecuente pérdida de independencia y necesidad de cuidado y asistencia.
- El consumo prolongado tiende a provocar daños renales a largo plazo que pueden llegar hasta la insuficiencia renal.

La dependencia psíquica y física que genera el alcohol interfiere con la capacidad de relacionarse, y puede causar conductas autodestructivas. El estado de embriaguez del alcohólico suele alterar las relaciones familiares y sociales.

En Venezuela, frente al hecho de la excesiva tolerancia social al beber es de suponer, aun cuando no existen estudios al respecto por considerarse marginados, que los ancianos que durante su etapa adulta consumían alcohol, continúen haciéndolo en la actualidad, lo cual debe verse reforzado por las carencias, la pobreza y el poco nivel de información que existe al respecto. Este fenómeno constituye un problema de salud poco estudiado, pues al existir un escaso desarrollo de la medicina social, no ha sido posible la estructuración de registros fidedignos sobre la incidencia de la enfermedad y sus complicaciones en la población en general, de forma específica en esta etapa de la vida.

I. 4. Diagnóstico de alcoholismo en la tercera edad.

Esta adicción en la tercera edad no suele diagnosticarse con facilidad, lo que se debe a varios factores:

- Paciente: patrones no habituales, menos llamativos y diferentes a los jóvenes, suelen beber a diario en cantidades menores, son más reservados cuando comentan sus excesos con esta droga y por su estilo de vida no tienen apenas complicaciones legales, sociales y laborales como expresión de etilismo habitual. Reconocer su adicción además de la implicación moral, impone la obligada renuncia al tóxico, hecho que el paciente tratará de evitar a toda costa. Se ponen de manifiesto todos los mecanismos de negación del paciente adicto.
- Médico: el imperativo moral de lo que representa un anciano desde el punto de vista social y afectivo para el personal de salud, hace que los

ancianos resulten menos sospechosos en cuanto al diagnóstico de la enfermedad.

- Social: elevada condescendencia según viejos esquemas paternalistas que amortiguan el impacto de las complicaciones sociales, lo que unido a la escasa constancia verbal y escrita de los malos usos del alcohol entre ancianos, limitan el etiquetado social de alcohólico.
- Culturales: la imagen del alcohólico terminal clásico empaña la visión de las otras formas de presentarse la enfermedad, la cual no guarda relación con el concepto de inocencia que sobre el anciano se ha conformado a lo largo del desarrollo histórico-social y cultural.
- Sustancia: es una droga legal, socialmente aceptada y muy tolerada. Vinculada con la política, dada la existencia de determinadas estructuras sociales poderosas cuyo estatus depende de la denominada cultura del alcohol.
- Económica: a partir del comercio del alcohol depende el patrimonio de muchas zonas y regiones y el Estado recauda gran cantidad de impuestos de la venta. En consecuencia, es manifiesto su carácter lucrativo, por lo que cualquier medida restrictiva requiere de un soporte de peso para su acometida y resolución.
- Idiosincrásico: forma parte de las tradiciones; es muy difícil hacer incompatible con la salud una sustancia en la que la alimentación, el placer y las costumbres se combinan.
- Instrumentos diagnósticos: la mayoría han sido diseñados para otros grupos de edades, no tienen en cuenta las particularidades con que aparece la enfermedad en la tercera edad, perdiendo su efectividad y especificidad en ancianos.

Según los expertos, en las personas mayores de 65 años el alcoholismo puede adoptar según los patrones clásicos dos formas: (Anexo I)

- La forma terminal de la alcoholización que se caracteriza por la dependencia física, y a la que las personas mayores llegan luego de "una larga carrera" de 10, 15 ó 20 años de beber en forma constante (pero acompañada de una alimentación regular que permite la supervivencia). Estos alcohólicos crónicos suelen estar bastante deteriorados y presentan signos característicos como la pérdida de la memoria y demencia, entre otros.
- La más común es el caso de los abusadores, personas mayores con una mala situación socioeconómica, que viven solas y que suelen ser rechazadas por sus familias; ellos recurren al alcohol (generalmente de mala calidad) para obtener el efecto de una droga. Utilizan una sustancia adictiva como el alcohol para escapar de una realidad que no pueden asumir.

Sin embargo en la práctica clínica según criterio del autor pueden aparecer otras formas de presentación de la enfermedad:

- El bebedor común que lleva una historia de consumo habitual de años pero poco dañado desde el punto de vista social, mantiene un patrón de consumo aceptable por la sociedad por lo que pasa inadvertido y debuta de manera general con una complicación relacionada o secundaria al consumo, rara vez se sospecha.
- El bebedor social que por determinadas causas relacionadas con las carencias o crisis de la tercera edad aumenta su consumo de forma incontrolada apareciendo las complicaciones sociales, familiares u orgánicas de forma aguda.
- La forma terminal de la alcoholización que se caracteriza por la dependencia física, y a la que llegan luego de "una larga carrera" de 10, 15 ó 20 años de beber en forma constante, acompañada de cuidados y alimentación regular que le han permitido la supervivencia, suelen estar

bastante deteriorados y presentan signos característicos como la pérdida de la memoria, demencia y otras manifestaciones orgánicas, pero con pocas alteraciones sociales dado el esfuerzo de su familia o a que viven solos consumiendo a puertas cerradas.

- El caso de los alcohólicos habituales desde mucho antes de la tercera edad, generalmente con una mala situación socioeconómica debido al consumo, que viven solas y han sido rechazadas por la familia y la sociedad; llegan a limites extremos de mendicidad y complicaciones orgánicas, paralelamente a su degradación moral, familiar, social y económica, se va degradando la calidad de la bebida siendo cada vez más tóxica.
- Poco frecuente es el caso del alcohólico controlado que después de varios años de abstinencia debuta con complicaciones orgánicas o recae y reaparecen todos los síntomas, generalmente se relaciona con episodios familiares o de cualquier tipo de fuerte repercusión afectiva.
- En muy pocos casos se describe al adulto mayor abstinente durante su vida, que por situaciones difíciles de enfrentar o por no estar preparado recurre al alcohol e inicia el consumo a estas edades.

Generalmente el motivo de consulta no es el consumo inadecuado de alcohol, puede ser alguna enfermedad orgánica o psíquica, la cual no es relacionada por el paciente con su consumo. Por ello siempre se debe descartar la posibilidad e interrogar en este sentido, aunque la razón que lleve al paciente a consulta no sea precisamente la misma o la esperada. Cuando se habla de diagnóstico de alcoholismo en la tercera edad, la eficacia equivale a precocidad y en cualquier caso la responsabilidad de su detección precoz, por sus consecuencias, corresponde por igual a todo profesional, bien sea médico general, de familia, internista, psiquiatra, psicólogo, enfermero, trabajador social, policía, abogado, entre otros.[xxx].

Con la realización de la historia clínica deben explorarse los signos de dependencia física y psíquica, valorar el posible riesgo, síntomas físicos y psíquicos, así como las variables sociales. Por ello se debe contrastar la información disponible con la que ofrezca la familia o personas más próximas, así como con los resultados de los marcadores biológicos, la existencia del síndrome de abstinencia matutina, la presencia de alcohol en sangre o la presencia de aliento etílico durante la entrevista.

El alcohólico anciano no solo se identifica por la dependencia o adicción grave, si no también por un patrón acumulativo de comportamientos asociados a la bebida. La intoxicación es evidente, destructiva e interfiere en la capacidad social y laboral del individuo. Los ancianos alcohólicos pueden sufrir lesiones físicas, conducir bajo los efectos del alcohol, producir desórdenes públicos, y hasta ser hospitalizados por accidentes bajo efectos del tóxico, aun cuando esto no sea lo más frecuente[xxxi].

Las complicaciones sociales no aparecen con frecuencia, dado que son bebedores solitarios, eventuales o por sus escasas relaciones sociales. El aislamiento, la inutilidad, el deterioro mental y físico, la pérdida de peso y de capacidades mentales pueden orientar también hacia un diagnóstico certero. En el peor de los casos el debut, agravamiento o no compensación de una enfermedad crónica es lo que hace sospechar el diagnóstico. Es importante sospechar la enfermedad aun en aquellos casos en que las manifestaciones clínicas son menos evidentes y se presentan a través de problemas de convivencia, de pareja, con los hijos o ante cualquier disfunción familiar o social

Se debe tener en cuenta que en la sociedad en general existe una alta tendencia a sobreproteger al anciano y en aquellas donde existe un alto nivel de tolerancia hacia el consumo, al senescente bebedor se le tiene en alta estima, lo que dificulta que se tenga crítica de enfermedad por el paciente, la familia y la comunidad en general. Esta conducta se extiende incluso a los órganos policiales y legislativos, lo cual retarda o atenúa las complicaciones sociales que tanto ayudan al diagnóstico de la enfermedad.

Resulta muy importante desarrollar un correcto interrogatorio en los casos donde aparecen estos síntomas, que muchas veces hacen pensar más en una demencia o en deterioro propio de la edad, que en adicción a alcohol, al requerir menor cantidad para obtener los efectos, cuando se exploren los síntomas, se debe indagar más sobre la frecuencia de la ingesta, que sobre la cantidad del consumo[28, 29, xxxii].

I. 5. Particularidades específicas en el diagnóstico de alcoholismo en la tercera edad.

La tendencia actual es a evaluar la cantidad, frecuencia e intensidad, las cuales conforman el patrón de consumo. Consensuados los conceptos, se aceptan tres tipos de herramientas que permiten determinar y cuantificar el riesgo alcohólico:

-Cuantificar la ingesta de alcohol durante la entrevista, en función de la información ofrecida.

-Instrumentos de medida de la conducta dependiente.

- Marcadores biológicos.

- Cuantificar la ingesta

La utilidad de la cuantificación del consumo de alcohol durante la entrevista en una consulta ordinaria varía en relación con el bebedor que se esté entrevistando. Es útil en el caso de un bebedor de riesgo sin dependencia, mas pierde utilidad en el caso de un paciente con Síndrome de Dependencia Alcohólica (SDA).

En el anciano, con riesgo o sin él, e incluso con baja dependencia, que vive tranquilo con su consumo, sin tener percepción de estar transgrediendo límite alguno, ni asumiendo riesgos, al preguntar, suelen contestar tranquilamente: "bebo lo normal, es decir lo que todo el mundo o quizás menos que todo el mundo". En la tercera edad, dado el enlentecimiento metabólico, con pocas cantidades se obtienen los efectos deseados, es por ello que aunque la cantidad es un elemento a tener en cuenta, no es determinante por sí solo como en otras etapas de la vida donde las cantidades tienden a ser mucho más alarmantes, es necesario por tanto, unirlo a la frecuencia para tener una percepción adecuada del fenómeno adictivo[xxxiii].

Es dudosa la eficacia de la cuantificación en el anciano, sobre todo en aquellos casos que han tenido fracasos previos, han sido recriminados por profesionales o familia, o acuden a la consulta como consecuencia de actos relacionados con el alcohol. Además, los que han sufrido consecuencias negativas relacionadas con el consumo y no tienen crítica de enfermedad, tratarán de falsear los datos buscando la no supresión del mismo.

Existen cuestionarios de consumo de alcohol, estructurados o semiestructurados, que presentan una alta sensibilidad y especificidad. Con el riesgo de simplificar en exceso y para cuando no se pueda hacer de otra manera, se puede convertir porciones consumidas a gramos de alcohol, considerando que, cada consumo que se suele servir en un local público (cerveza mediana, vaso de vino, vermut, copa de destilados o combinado), contiene aproximadamente 10 gramos de alcohol en el caso del vino y la cerveza, y 20 gramos en el caso de los combinados. [xxxiv]

Sin embargo los ancianos rara vez consumen en lugares públicos, por lo que no queda más opción que acudir a su criterio, el cual puede estar deformado como el de cualquier paciente adicto o por el deterioro propio de la edad acentuado por el alcohol, sobre todo de aquellos que viven y beben solos. Existen casos a los que se puede acudir al criterio del familiar el cual no siempre es fidedigno, puede estar influenciado por elementos magnificadores o sobreprotectores.

- Instrumentos de medida de la dependencia (Anexo II)

Los instrumentos habituales para evaluar el alcoholismo no deberían aplicarse a personas de edad avanzada. No es razonable asumir que los cambios metabólicos propios del anciano no afectan la absorción del alcohol; concretamente, a estas edades el organismo se hace más sensible a esta droga.[xxxv], [xxxvi].

Los cuestionarios diseñados para la detección de alcohol tienen diferencias significativas en cuanto a fiabilidad y especificidad para la tercera edad, están diseñados para población en general sin tener en cuenta las particularidades con que la enfermedad se presenta en los ancianos tales como: enlentecimiento del pensamiento, diferentes niveles de deterioro cognitivo, dificultad en la comprensión, rigidez de personalidad, cambios y necesidades afectivas, cambio de concepto y expectativas de vida. Estos instrumentos diagnósticos no tienen en cuenta que ciertos factores que son primarios para otros grupos de edades pasan a un plano secundario en la tercera edad. Dentro de las particularidades se pueden señalar: diferencias significativas en el patrón de consumo en cuanto a cantidad y frecuencia, enlentecimiento metabólico con las consecuentes alteraciones de la tolerancia, pocas complicaciones sociales, entre otras.

Por otro lado refieren interrogantes que solo tienen en cuenta cierto nivel de comprensión, en muchos casos relacionados con niveles de escolaridad medios y elevados que no siempre son los más frecuentes en la población anciana, así como están diseñados para patrones sociales que no se corresponden con las características idiosincrásicas de Latinoamérica, donde el nivel de tolerancia frente al consumo ensombrece sus síntomas y signos con la consecuente amortiguación de complicaciones sociales.

En la gran mayoría o son demasiado directos y escuetos o se focalizan en determinado elemento diagnóstico, ya sea cantidad de ingesta, frecuencia o consecuencias físicas, psicológicas o sociales, por tanto no tienen en cuenta el origen multifactorial de la enfermedad, elemento sumamente importante para la tercera edad. En ocasiones resultan demasiado extensos, lo cual limita su aplicación en el anciano dado su deterioro cognitivo y su tendencia a la disgregación o alteraciones de memoria o son instrumentos autoaplicables lo cual dificulta su utilización en estas edades por razones obvias de deterioro en muchos casos acelerado por el consumo.

En el mundo existen pocos instrumentos utilizados para la exploración de este tipo de enfermedad en la tercera edad, como es el caso del SMAST, del cual se deriva una versión geriátrica (MAST-G) (Michigan Alcoholism Screening Test Geryatric) incluida en los estudios de Beresford, pero no ha sido debidamente validado en Latinoamérica y al ser auto administrado no tienen en cuenta las posibles alteraciones cognitivas propias del anciano bebedor y el bajo nivel cultural tan frecuente en Latinoamérica [xxxvii,xxxviii,xxxix,xl].

El CBA está más relacionado con los aspectos psicológicos, lo cual resulta poco fiable en el anciano que en su mayoría llevan años ingiriendo alcohol desestructurando los mecanismos psicológicos típicos de la enfermedad y aunque en su versión original (Alemania 1977 por Feuerlein et al) ha arrojado resultados similares a otras pruebas para sujetos ancianos, sus parámetros psicométricos se refieren a patrones culturales europeos, los cuales aún están por constatar en Latinoamérica, de manera específica en población de bajos recursos[xli].

El Drug Abuse Screening Test, desarrollado por Skinner, de 28 ítems también dicotómicos, y el ADS de Skinner y Allen (Alcoholism Dependence Scale) de 25 ítems de respuestas múltiples, presentan la limitación de estar construidos bajo una filosofía dimensional y aunque existe un complemento de las pruebas anteriormente mencionadas, el cual puede encontrarse en el Drinking Profile, que incluye preguntas abiertas de tipo motivacional que permiten determinar un perfil de bebedor, este es poco flexible en cuanto a la idiosincrasia y los niveles de tolerancia social frente al consumo, elemento crucial para establecer el diagnóstico en este grupo de edad [xlii,xliii]

Otros investigadores han utilizado en algunos estudios el ASI (Addiction Severity Index) de Mclellan, pero no se trata de un indicador específico de alcoholismo[xliv].

De cierta utilidad pudiera servir el AUI (Alcohol Use Inventary), ya que recoge una amplia gama de "quejas" del paciente bebedor que pueden dar una visión bastante amplia en cuanto a elementos motivacionales, pero quedó descartado al tener en cuenta que se trata de un cuestionario de 147 items de elección múltiple que resulta poco práctico para los diferentes niveles de deterioro cognitivo del anciano consumidor, al igual que otros cuestionarios de perspectiva multivariada como el AUQ (Alcohol Use Questionnaire) y el AUQ-R (228 ítems),que incluyen corrección informatizada[xlv].

Zimberg desarrolló una escala de valoración según el grado de severidad, a completar por el clínico, que va desde el nivel I (inexistente) al VI (extremo), la cual ha demostrado una alta sensibilidad con alcohólicos de edad avanzada y una notable potencia para detectar cambios en el patrón evolutivo del consumo, pero ha sido poco utilizado de manera práctica y aun no se considera validado para pacientes con escaso nivel cultural[45].

Siguiendo a este mismo autor, el grado de severidad promedio de la tercera edad sería el nivel tres que supone las "intoxicaciones" (hasta una al mes), generalmente limitadas a acontecimientos o a fines de semana y cierto deterioro de las funciones sociales, familiares o profesionales, relacionado con la bebida; elemento no muy frecuente en la tercera edad, donde por otra parte son muy escasos los problemas legales.

Otros autores como Skinner y McLellan, señalan la importancia de utilizar la entrevista mediante una serie de preguntas claves, las cuales recomiendan se hagan eludiendo un abordaje frontal, de manera interespaciadas de manera que el enfermo no se sienta acosado y resulte más colaborador[xlvi ,xlvii. xlviii, xlix].

➢ Marcadores biológicos. (Anexo II)

Existen numerosos parámetros analíticos que se modifican con el consumo de alcohol, los más conocidos son:

-Volumen Corpuscular Medio (VCM).

-Transaminasas hepáticas

-(GGT: Ganma glutamil transferasa, TGO: glutámico oxalacético, TGP: gutámico pirúvico)

-La transferrina deficiente en hidratos de carbono (TDC) o desialo-transferrina.

Estos marcadores biológicos son de relativa utilidad, mas no son absolutos en cuanto a precisar diagnóstico, muchas veces las alteraciones de estos indicadores no guardan relación directa con el consumo de alcohol ya que otras causas de tipo orgánico como: enfermedades de origen infeccioso, el deterioro endocrino metabólico y la utilización de determinados medicamentos (antinflamatorios esteroideos, Benzodeacepinas, entre otras, pueden determinar resultados falsos positivos, como frecuentemente ocurre en el anciano.

Aunque la detección del nivel de alcoholemia en sangre, en orina o en aire expirado, con una positividad en las 24 horas siguientes, es la forma de poner en evidencia el consumo reciente, no tiene valor diagnóstico en cuanto a la enfermedad[38]

I. 6. La entrevista como instrumento diagnóstico para el alcoholismo en la tercera edad.

La entrevista estructurada o semiestructurada para la investigación del alcoholismo en la tercera edad ha sido recomendada como el instrumento idóneo y ha estado avalada por los criterios planteados por Salzman, Van Der Kolk y Shader, citados por KW. Wanberg, quienes coinciden en lo particularmente compleja que resulta la evaluación del alcoholismo en el anciano, debido a que suelen negar o minimizar el problema, recomendando por tanto la obtención de informaciones cruzadas (por ejemplo, tomadas de la fuente familiar) o adicionales (información psicosocial) e incluso tangenciales a los aspectos clínicos principales (información de otros especialistas). Refieren que un cuestionario ideal para la detección del alcoholismo en la tercera edad debe recoger la amplia gama de problemas psicológicos y sociales, por considerarlos más frecuentes, ya que los signos y síntomas somáticos tienden a ser más leves, tal vez, por la reducida tolerancia o la diferente metabolización del etanol, lo que conduce a una ingesta menor[1].

Al tomar en cuenta las limitantes de las pruebas existentes y las recomendaciones sobre las particularidades con que la enfermedad se presenta en la tercera edad, según criterio del autor es recomendable la utilización de la entrevista. Ello resulta más efectivo con el anciano, pues permite adaptarlo a sus condiciones cognitivas y nivel de escolaridad, a la vez evitar malos entendidos o interpretaciones inadecuadas, viabiliza y estimula la conversación con el paciente, lo que se traduce en mayor volumen de información que puede orientar mejor a la localización del indicador de la enfermedad y facilita desarrollar opciones de preguntas más acordes a las características de personalidad del paciente, a la vez que puede fraccionarse y planificarse a priori en relación con las características del paciente y necesidad del entrevistador.

Esta posibilidad de personalizar la entrevista es uno de los mayores facilitadores, porque permite detectar la presencia y grado de la enfermedad desde sus manifestaciones físicas, familiares, sociales y psíquicas, lo que favorece su exploración con mayor libertad, a la vez que permite corroborar la información con familiares o convivientes y establecer el intercambio interactivo entre paciente, entrevistados y familiares. La entrevista, a la vez que instrumento diagnóstico puede constituir además un factor terapéutico muy útil en el manejo de la enfermedad y su prevención.

A criterio del autor dentro de las entrevistas que pudieran aplicarse una de las más factibles es la que se puede establecer sobre los criterios diagnósticos de la Clasificación de enfermedades psiquiátricas (CIE-10) dada la posibilidad de adaptación, fácil manejo y corta duración, tiene como particularidad que incluye preguntas encaminadas a explorar la presencia de manifestaciones sociales y culturales del consumo, así como de complicaciones familiares y laborales[li].[lii] (Anexo III)

I. 7. El tratamiento del alcoholismo en la tercera edad.

Para las personas de la tercera edad que padecen de alcoholismo, es importante respetar las normas de tratamiento convencionales, pues aunque actualmente existen estrategias farmacológicas cada vez más específicas: antidepresivos, ansiolíticos, fármacos de efecto aversivo (Disulfiram) y que bloquean el efecto de "recompensa" que ocasiona el alcohol (Acamprosato), no se debe olvidar que provocan reacciones adversas que tienden a aparecer con mayor intensidad en el anciano.

Estas drogas, debido al enlentecimiento metabólico y a la deficiencia de las vías de excreción, muchas veces lejos de ayudar, complican al anciano. Resulta pertinente señalar además, que existe toda una gama de medicamentos necesarios para el control de enfermedades crónicas y frecuentes en la tercera edad como son la Hipertensión Arterial y la Diabetes, frecuentes en esta edad, que contraindican el uso de este tipo de sustancias por la interacción medicamentosa.

Es necesario dedicar mayores esfuerzos, recursos y atención al problema del consumo excesivo de alcohol en el anciano con vistas a conocer su magnitud y las mejores vías para atacarlo mediante variantes no farmacológicas, encaminadas al manejo psicosocial de la enfermedad y sus causas, más que a la utilización de fármacos[liii]

De lo antes expuesto se deriva la importancia de desarrollar trabajos de intervención encaminados al manejo de los factores causales, más que a centrarse en la utilización de tratamientos sintomáticos a base de medicamentos. Estos deben basarse en intervenciones psicológicas, sociales, familiares y culturales más que farmacológicas, para evitar el riesgo de reacciones adversas que ponen en peligro la vida del anciano así como la polifarmacia.

La utilización de la intervención psicológica resulta más factible de acuerdo a las condiciones socioeconómicas y escasez de recursos en que viven los ancianos de los sectores menos favorecidos en Venezuela.

El rendimiento (creciente o decreciente) de diferentes estrategias de intervención en el proceso de atención a la salud hace que cada vez crezcan más los escenarios donde la Psicología de la Salud se ocupa fundamentalmente de actividades de promoción / prevención.

I. 8. La Intervención como proceso. Estrategia de Intervención comunitaria.

Según la investigadora cubana E. Hernández la intervención psicológica es el conjunto de medidas psicológicas que se aplican a un individuo, a un grupo o una comunidad; con el fin de contribuir a promover, mantener y/o restaurar la salud[liv].

Como requisitos para su implementación deben:

- Ser eficaces:

Eficacia de la intervención: Al buscar soluciones debe considerarse en primer lugar su eficacia, la cual consiste en su capacidad para resolver el problema, es decir, que después de su evaluación demuestren ser capaces de prevenir o controlar el problema, o de satisfacer una necesidad. Se trata de evaluar la sensibilidad del problema a una acción preventiva o curativa.

La eficacia de una intervención a su vez depende de su fiabilidad y validez.
Fiabilidad: se refiere a la capacidad de la intervención para producir los mismos resultados si se repitiera en condiciones semejantes.
Validez: depende de la medida en que el resultado obtenido se asemeja al resultado que se espera obtener gracias a su aplicación.

- Ser factibles:

La factibilidad de una intervención está relacionada con la capacidad de resultar operativa en el contexto que le es propio. El estudio de la factibilidad de una intervención se dirige a evaluar las posibilidades de éxito de su implantación, su aceptabilidad. Deben considerarse, en primer lugar los elementos que pueden frenar o favorecer la implantación del programa [lv].

Habitualmente estos elementos corresponden a las siguientes dimensiones:

- Factibilidad legal: debe respetar las legislaciones implicadas
- Factibilidad política: debe ser receptible a las organizaciones políticas locales y los ministerios implicados en el problema.
- Factibilidad económica: se relaciona con los costos en referencia a los de otros programas, en función de los resultados esperados (eficiencia,

costo-beneficio, coste-eficacia, coste de oportunidad, productividad) y la posibilidad de valorar métodos alternativos.

- Factibilidad organizacional: esta relacionada con la compatibilidad de la misión organizacional, con la inversión de recursos a largo plazo y de la disponibilidad del personal apropiado y necesario.
- Factibilidad socio cultural: en función de los valores, creencias y actitudes de la comunidad, su aceptación por el público y la necesidad de éste, de la flexibilidad para adaptarse a los grupos culturales y a la participación comunitaria.
- Factibilidad ética: establece la relación con los límites y medios dirigidos a cambiar comportamientos y su factibilidad de selección en cuanto al tipo de grupo con el cual se va a aplicar

Para lograr lo anterior se hace necesaria la participación de la comunidad, en la mayoría de los casos el tipo de estrategia se base en elementos preventivos, la cual se define como la acción de los actores sociales con capacidad, habilidad y oportunidad para identificar problemas, necesidades, definir prioridades, formular y negociar sus propuestas en la perspectiva del desarrollo de la salud. La participación comprende las acciones colectivas a través de las cuales la población enfrenta los retos de la realidad, identifica y analiza sus problemas, formula y negocia propuestas y satisface sus necesidades en materia de salud, de una manera deliberada, democrática y concertada".

En general, estas experiencias consideradas pioneras en las estrategias de acción comunitaria, constituyen un avance en el campo de la participación social y comunitaria.

La participación social y comunitaria es el conjunto de medidas sanitarias organizativas, programáticas, estratégicas aplicadas a personas, grupos y comunidades. Implica acciones de promoción, mantenimiento y restauración de la salud. Estas deben: responder a necesidades, estar planificadas, ser aplicadas y colectivamente consensuadas, incluyentes y evaluadas. Pueden clasificarse en: prevención, recuperación, rehabilitación, promoción y mixtas [lvi].

Al realizar cualquier tipo de acción con la comunidad es requisito indispensable la participación comunitaria, conceptualmente incorporada por la Master Bertha González Valcárcel de la Escuela Nacional de Salud Publica de Cuba como el conjunto de tareas en que los diversos sectores, las organizaciones formales e informales, la comunidad y otras agrupaciones participan activamente tomando decisiones, asumiendo responsabilidades especpificas y fomentando la creación de nuevos vínculos de colaboración en favor de la salud lideradas por el sector salud, a través de la coordinación estrecha entre la comunidad, instituciones locales, organizaciones y el sector salud, proceso que se debe desarrollar sobre condiciones básicas circunscritas a acciones especificas en función de un objetivo común[6].

Dentro de las condiciones requeridas la comunidad debe:

- estar organizada con capacidad para realizar acciones comunes
- participar de manera voluntaria sin presiones ni autoritarismo
- bajo un clima político favorable o al menos que no la impida.
- trabajar con coordinación intersectorial, eso significa que todas las organizaciones formales (sector educación, acueducto, comunales) y

sectores informales (organizaciones políticas y de masas) puedan participar en conjunto.

- saber claramente cual va a ser el papel que va a desempeñar en el proceso de participación comunitaria.

Las tareas a desarrollar deben basarse en las siguientes estrategias:

- Difusión y movilización social para la salud
- Concentración social para el cambio
- Fortalecimiento y legitimación del rol del Ministerio de salud.

A su vez deben orientarse al cumplimiento de las siguientes acciones:

- Convocar a los representantes de los sectores formales e informales a ser participes de las actividades de salud mediante un plan de trabajo y un cronograma de acción.
- Realizar el análisis de la problemática de salud con la participación de sectores, líderes convocados y equipo de salud.
- Elaborar el plan de actividades de salud conjuntamente con todos ellos.
- Organizar e Informar oportunamente a la población sobre las actividades que se desarrollarán.
- Programar eventos de capacitación y supervisión para agentes de la comunidad.

Es necesario señalar que todas las acciones a realizar deben ser coordinadas con los diferentes factores que componen e insiden en la comunidad:

- Organizaciones políticas y de masa (ONG)
- Círculos de abuelos
- Consejo de vecinos.
- Escuelas primarias y secundarias,

- Instituto Superior Tecnológico.
- Centros de trabajos
- Poder Popular.
- Entre otros

Dentro de las acciones requeridas para la participación comunitaria es la movilización una de las más importantes y se expresa según la misma autora como la serie de intervenciones (*que llevan a cabo uno o más activistas*), diseñada para incrementar la medida del compromiso de una comunidad en las decisiones que afectan a su propio desarrollo. Se puede considerar como: "la serie de intervenciones en un orden lógico y progresivo que lleva a cabo un activista (*o varios*) legitimados, autorizados y reconocidos; los cuales utilizan la elección de acción de la comunidad como un medio para su fortalecimiento, no como un fin en sí mismo; bajo el requerimiento de que el (los) activista(s) esté(n) informado(s) y sensibilizado(s) sobre las características de la comunidad; donde se promueve (*estimula, aboga por, adiestrar en los conocimientos necesarios para, y apoya*) la participación comunitaria en el control y la toma de decisiones de todas las acciones que afectan al conjunto de la comunidad.

La movilización a su vez puede ser implementada por un ministerio central o delegación, o bien una organización no gubernamental; siempre desde la perspectiva de que en su origen, no es «*populista*», aunque se basa en la comunidad, a su vez aspira al fortalecimiento de la misma, la comunidad constituye la base y la meta.

Las acciones en sentido general responden a deteminado orden aunque pueden coincidir en tiempo o continuidad:

- La toma de estas decisiones clave y el ejercicio del control incluyen la toma de conciencia de la situación (necesidades y potencial), la determinación de los problemas prioritarios (y el establecimiento de metas y objetivos que los solucionen), planificación de las acciones (planes de acción comunitarios, diseño de proyectos), su implementación y supervisión, y la evaluación de sus resultados.

- La comunidad al completo asume la responsabilidad (sin dejársela a una parte ajena a la comunidad).
- Se alientan las contribuciones de recursos (donaciones, trabajo comunal, suministros) el diálogo y las consultas con agencias externas, aunque la «participación» en la estrategia del PDC, es mucho más extensa y tiene mayores implicaciones que contribución » o «consulta».

Dentro de la participación comunitaria según la misma autora es estrictamente necesaria la concienciación y autorización:

Los activistas comunitarios deben ser reconocidos por la autoridad y obtener un estatus legal. La sensibilización no es sólo una formalidad, sino que debe ser planificada y ejecutada con cuidado. En la estrategia de sensibilización debe integrase la neutralización de rumores y falsas expectativas.

Concienciación: Antes de estimular a la comunidad a actuar (*y consecuentemente, a aprender y fortalecerse*) el activista debe conseguir que los miembros de la comunidad sean conscientes de las realidades específicas. Durante esta etapa, es importante evitar que se formen falsas expectativas, y contrarrestar activamente las inevitables suposiciones y rumores sobre el tipo de ayuda que pueden esperar.

Otro de los requisitos necesarios está el fortalecimiento de la comunidad es la habilitación para llevar a cabo los proyectos que los miembros de la comunidad deseen. El fortalecimiento debe consolidar esta capacidad y vigorizar la comunidad en varias dimensiones a través de la utilización del altruismo y los valores comunes sobre la confianza en la propia capacidad de la comunidad y sus líderes para resolver sus problemas de salud, o lo que es lo mismo la resiliencia comunitaria [6].

I. 9. Problemas sociales de las Ciencias de la Salud relacionados con el alcoholismo en la tercera edad.

La falsa creencia de que el alcohol es un tema preocupante de la gente joven y no de las personas mayores podría estar provocando una "epidemia silente" entre este segmento de la población. Se considera en la actualidad que entre un dos y un tres por ciento de los alcohólicos tiene más de 65 años, en algunos casos el alcoholismo es el resultado de una larga historia de abuso, pero en la mayoría adopta la forma de un escape a una realidad difícil de asumir. La falta de atención al alcoholismo en la tercera edad se está traduciendo en diagnósticos equívocos que son germen de futuras complicaciones[lvii].

Razones que avalan la necesidad de estudios en esta dirección:

- Aporta información, herramientas y contribuye a la formación integral del médico de familia en la atención específica del adulto mayor y de la problemática de salud de la comunidad en general.

Aunque en la atención al adulto mayor participan internistas y psiquiatras especializados, dado el origen multifactorial con que aparece la enfermedad en la vejez, se plantea la necesidad de la participación, presencia y acción del Médico de Familia con la preparación y los instrumentos requeridos para realizar el diagnóstico precoz y la prevención oportuna. Este especialista es quien convive en el área y conoce los problemas de su comunidad, pues dentro de las razones fundamentales para prestar mayor atención al consumo de alcohol en el anciano están: el agravamiento de las enfermedades crónicas y el riesgo que implica el consumo de medicamentos y alcohol.

Esto constituye un asunto de especial preocupación en la gente de mayor edad, porque la persona promedio de más de 65 años de edad toma al menos dos medicamentos al día y según el Plan Nacional sobre Drogas, las principales demandas relacionadas con la ingesta de alcohol en el paciente anciano son: intoxicación etílica, desnutrición, anorexia, somnolencia, confusión mental, agresividad, labilidad emocional, deterioro psicoorgánico, incontinencia, tentativas de suicidio, caídas y fracturas; los cuales además de ser causados por el deterioro del alcoholismo y la edad también se justifican por la asociación de medicación e ingesta de alcohol[57].

- Mejorar el nivel de atención al adulto mayor aportará información para prevenir la enfermedad antes de llegar a la tercera edad, ya que en Latinoamérica y en especial Venezuela, las deficiencias estadísticas implican subregistros que no permiten un análisis real de la problemática adictiva.

La tendencia de la pirámide de población es a invertirse, lo que denota la necesidad de desarrollar planes curativos preventivos para este grupo en crecimiento, hecho que no había ocurrido en Venezuela. Sin embargo, la nueva política de estado, los cambios sociales y la instauración del plan Barrio Adentro favorecerán un aumento de la esperanza de vida e índices de supervivencia. Si se realiza un análisis prospectivo del consumo de alcohol en población adulta actual en Venezuela, se puede predecir que existirá una elevada incidencia de ancianos alcohólicos con varios años de evolución, lo que significa que arribarán a la tercera edad con la enfermedad arrastrada desde épocas anteriores y con las complicaciones que el consumo a largo plazo produce: enfermedades orgánicas, psicológicas y sociales.

- Permitirá sensibilizar a la población, a los profesionales y a los ministerios de salud para mejorar y enriquecer los sistemas de atención médica en relación con la tercera edad:

Existen malas condiciones de los servicios médicos, los cuales no están capacitados para atender las complicaciones de este tipo de enfermedad en el anciano, a lo que se suma el total desconocimiento del problema que se les avecina. A su vez permitirá el desarrollo de dinámicas de intervención, capacitación y superación del personal de salud para establecer un diagnóstico precoz de la enfermedad que prevenga su aparición y sus complicaciones, lo que se traducirá en ahorro económico por gastos de salud.

En Venezuela, a pesar de las normas oficiales vigentes para establecer los criterios mínimos de calidad para la atención de estos problemas, continúan existiendo centros de tratamiento, rehabilitación y atención que no cuentan con personal especializado. En materia educativa se observa que abundan programas, cursos y diplomados, de los cuales la mayoría no cuentan con aval universitario, son de pobre calidad y de corta duración[17, 4].

- Aportará información sobre una problemática a tener en cuenta por el estado en relación con la tendencia actual de crecimiento no planificado de la producción y el consumo.

Es necesario que el estado y la sociedad en general hagan conciencia de los graves daños que causan tanto el consumo excesivo como el alcoholismo y se tomen las medidas adecuadas, para lo cual es necesario la presencia de datos estadísticos que corroboren la necesidad de utilización de los recursos necesarios y justifiquen el control o regulación en la propaganda y venta de estas sustancias. La situación del consumo de alcohol en el país se torna tan alarmante que fue descrita por el presidente Hugo Chávez en discurso previo a la celebración de Semana Santa del año 2007, donde hizo un llamado de alerta a la población previo decreto de ley seca durante los días festivos como forma de disminuir el número de muertes por accidente. (Anexo IV).

- Permitirá el desarrollo de programas de promoción de salud que conduzcan a la modificación de hábitos de vida.

Varios son los planes y programas que se han propuesto sin resultados concretos, los cuales gastan más en publicidad que en la atención al problema. Los investigadores publican algunos resultados con los magros recursos con los que cuentan para su tarea, pero a la par, continúan los actos de violencia intrafamiliar, los accidentes de trabajo, los suicidios y homicidios; las pérdidas económicas son cada vez mayores y se dan todo tipo de situaciones que podrían, sino eliminarse completamente, cuando menos abatirse o prevenirse de alguna forma si existiera conciencia del problema en las autoridades, voluntad de acción y modificación de leyes obsoletas o que no se aplican.

Estos programas pudieran constituir diseños que propicien una mayor opción de satisfacción y calidad de vida a la población que envejece, capaces de orientarse de tal manera, que puedan constituir una verdadera ayuda para que el anciano aprenda a desprenderse del consumo, con la serenidad suficiente como para salir airoso de las crisis que el alcohol impone a su edad.

- Es una investigación psicosocial, cultural, y epidemiológica para conocer la magnitud real, en términos de incidencia y prevalencia del consumo, así como características psicosociales y familiares que pueden ser modificadas con un sistema de influencias destinado a tal efecto.

Todo lo anteriormente planteado favorecerá la realización de acciones para la formación y capacitación de cuadros expertos en la investigación, prevención, tratamiento y rehabilitación desde una perspectiva comunitaria, enfoque poco desarrollado en Venezuela, donde existe una ausencia de políticas oficiales al respecto.

- Permitirá desestructurar el desbalance entre la proporción cada vez mayor de la población anciana y la inconsecuencia social para con ellos desde el punto de vista individual, familiar y social, lo cual evitará que se continúe dando al anciano un trato utilitarista, paternalista y excluyente según viejos patrones sociales.

- Se realizarán prácticas de salud con bajo presupuesto, lo cual será de impacto social, ya que en los países subdesarrollados de Latinoamérica la vejez es un sector prácticamente olvidado, donde solo se tiene en cuenta al paciente de posición económica elevada que puede costear los gastos de salud [lviii,lix].

Permitirá realizar actividades de tipo psicosocial y de salud enriqueciendo las políticas de salud vigentes, las cuales han estado orientadas solo a la preservación de la vida y a la atención de fenómenos orgánicos[lx].

Hasta el momento las políticas sobre alcohol en América Latina se han centrado en el control de la disponibilidad y acceso al alcohol, lo cual ha resultado de poco impacto según se pudo ver en las estadísticas anteriores, su puesta en marcha y cumplimiento se mantienen en un nivel precario e ignoran evidentes dimensiones de género, causalidad y edad.

- Mejorará la calidad de vida de los ancianos cada vez más independientes y capaces con necesidades físicas, psicológicas, sociales y espirituales no resueltas aun.

- Enriquecerá el nivel de conocimientos dada la escasez de investigaciones que aborden la problemática social, psicológica y espiritual del anciano alcohólico o consumidor de alcohol. Los pocos estudios relacionados con esta temática son realizados en Europa u otros países desarrollados y no se relacionan con la población de Latinoamérica, lo que denota la necesidad de desarrollar investigaciones ajustadas a las costumbres, idiosincrasia y cultura en general. [lxi].

La estimación del consumo en la tercera edad, se hace más difícil por las propias limitaciones culturales planteadas en cuanto al consumo poblacional global, o porque se dispone de pocos datos sobre comparaciones en subgrupos específicos de población, lo que determina la inminente necesidad de desarrollar estudios que tipifiquen el problema.

- Disminuirá algunos factores causales del consumo de alcohol en la tercera edad, etapa de alta sensibilidad y riesgo de adicción por la gran cantidad de problemas no resueltos, así como elevada insatisfacción con su calidad de vida[lxii].

Sobre alcoholismo en la tercera edad existen pocas publicaciones y se refieren a estudios aislados, existen pocos con análisis social y las estadísticas se refieren a total de población sin tener en cuenta a los ancianos como objeto de estudio.

El alcoholismo en la tercera edad provocará una elevación desmesurada en gasto de presupuesto de salud, que de no ser posible acentuará la disminución del índice de supervivencia y la calidad de vida del paciente y sus familias, comportamiento no admisible desde el punto de vista ético.

- Sus resultados aportarán conocimientos que pueden ser utilizados para una mejor atención al adulto mayor y serán de cierto valor para desarrollar planes preventivos en cuanto al fenómeno adictivo en la tercera edad.

Los resultados estadísticos en cuanto al consumo de alcohol en la población actual, desde el punto de vista deontológico, responden a la diversidad de factores que intervienen en el proceso salud-enfermedad-protección de salud, los cuales tienen connotaciones culturales, políticas y económicas que limitan las acciones de salud y la prevención, los cuales no han sido correctamente utilizados en el análisis y desarrollo de los planes preventivos en la región.

Desde el punto de vista ético estas desiciones no han respondido a los principios básicos de "No maleficencia-Beneficencia-Autonomía y Justicia", por lo cual no han producido resultados socialmente tangibles, políticamente estables o económicamente rentables. En muchos casos han estado en función de una minoría dominante no sensibilizada con la problemática real y más relacionada con ganancias económicas que con la salud social, la práctica "criterio de la verdad" ha demostrado que escapan a las posibilidades de resolución por parte del estado, de los ministerios de salud o del médico.

- La importancia de prevenir esta enfermedad en la tercera edad se traduce en un aumento en el nivel de satisfacción en la calidad de vida y en la prevención de otras enfermedades y complicaciones orgánicas, un mayor índice de supervivencia del anciano y mejor nivel de salud de la población en general con la consecuente disminución en los gastos de salud. Además de prevenir otras complicaciones psíquicas, sociales y familiares que derivan de cualquier enfermedad adictiva.

La atención a esta gama de complicaciones representa un aumento de los gastos de salud, efecto relativamente tolerado en países desarrollados pero insostenibles por economías precarias de países subdesarrollados. Este aumento de necesidad de atención obliga a los estados a tomar decisiones definitorias que representan por si un conflicto ético: derivar sumas importantes que pueden ser utilizadas en otras acciones de salud quizás de mayor impacto social o condenar al anciano a la falta de asistencia oportuna y eficaz.[lxiii].

I. 10. Importancia de intervenir en el anciano alcohólico: intervenir en la familia y en la sociedad.

La situación actual del consumo de alcohol en el anciano impone la necesidad de proponer soluciones éticamente estables y factibles que permitan un adecuado abordaje de la enfermedad, a la vez que faciliten el desarrollo de actividades tutelares con vistas a prevenir la adicción y sus consecuencias en el adulto mayor, su familia y la sociedad en general. Esta necesidad puede verse en dos direcciones:

-Curativa: La urgencia en la necesidad de atención al anciano consumidor de alcohol es la aparición secundaria de trastornos fisiológicos y psíquicos con mayor rapidez y gravedad que en las personas más jóvenes. Esta aceleración del deterioro establece como agravante un acortamiento en el índice de supervivencia o en su esperanza de vida libre de incapacidad, indicador que utiliza la OMS como elemento estadístico para medir el nivel de éxito de su proyecto "Salud para todos".

-Preventiva: Es factible plantear la importancia que juega el aprendizaje en el desarrollo de la enfermedad, el cual se establece de hijos a padres por conducta imitativa en cuanto a estilos de afrontamiento a emociones y situaciones negativas. El niño aprende a beber como mismo aprende a comportarse, aspecto que se ve reforzado por el alto nivel de sexismo que dicta la tolerancia social del consumo en los varones.

Por otra parte la familia es el marco donde se establecen los primeros niveles de aprendizaje cultural y social, el cual después es vertido y puesto en práctica en la sociedad en general. En la mayoría de los casos la dependencia de alcohol se establece mediante aprendizajes inadecuados, es factible hablar en términos de herencia cultural aprendida: creencias y mitos transmitidos de una generación a otra. Aquellos hijos de bebedores tienen una predisposición mayor a desarrollar la enfermedad, de ponerse en contacto con la sustancia en busca de determinadas ganancias, en las cantidades necesariamente progresivas, durante el tiempo suficiente.

Otro de los factores psicológicos en los hijos de pacientes bebedores es el relacionado con la deprivación afectiva y presencial a la que son sometidos, lo que va generando espacios vacíos en la conformación de la personalidad, que se traducirán en necesidades exageradas de afecto y atención, cuando menos de reconocimiento y conflictos de identificación con la figura paterna-masculina.

Una de las mayores causas de la enfermedad en jóvenes es la que aparece asociada a los trastornos del comportamiento y disfunciones familiares causadas por el padre bebedor, con la consecuente desestructuración de roles.

Ante lo antes expuesto se puede precisar que curar y prevenir al anciano en cuanto al alcoholismo, también favorece su prevención en futuras generaciones. Romper la cadena de transmisión del alcoholismo es más que un deber médico, una necesidad social.

I.12. Algunas propuestas para el trabajo con el anciano adicto.

Desde el punto de vista psicológico, trabajar con el anciano impone retos al educador o terapeuta con ciertas normas que deben ser respetadas, dentro de éstas se destaca la calidad de la información, la cual debe ser: personalizada, que no se preste a dobles interpretaciones, concisa, veraz, neutral, completa, comprensible, optimista, que ofrezca instrucciones concretas y específicas para cambiar y adquirir hábitos nuevos y que brinde información sobre los recursos o servicios existentes que la comunidad pone a su disposición.[lxiv]

A su vez, por tratarse de pacientes adictos debe responder a las necesidades objetivas del anciano. Ser planificada, nunca improvisada en función de los motivos para ingerir. Ser colectiva, es decir, tener en cuenta los criterios de toda la familia en cuanto a crítica de enfermedad y complicaciones, las cuales siempre el enfermo tratará de enmascarar. Debe ser consensuada e incluyente, basada en la experiencia previa y con el consentimiento de toda la familia y la del enfermo. A su vez, debe ser controlada de forma continua.

En el abordaje del anciano desde el punto de vista ético aparecen retos a los cuales la sociedad aun no ha podido dar respuestas satisfactorias, dicha insatisfacción constituye muchas veces la causa de inicio, aumento y mantenimiento del consumo de alcohol en la tercera edad. En la atención al adulto mayor dependiente de alcohol, confluyen los problemas éticos de la tercera edad más los propios de las enfermedades adictivas, con las particularidades que las diferencia del resto de las adicciones a otras edades.

En la toma de decisión ética para el control del alcoholismo se ha establecido un proceso de análisis que responde a un objetivo moral: "el bien", concebido en función de disminuir la incidencia y prevalencia de la enfermedad. A partir de este proceso de desición y su puesta en práctica puede trazarse una diferencia entre dos formas de aplicar la ética: de corte utilitarista y de tipo social.

Este proceso se basa en principios referidos al concepto de moral, es decir del "bien" que se desea, con referencia a: Autonomía, Beneficencia, No maleficencia y Justicia. En dependencia a la prioridad con que se apliquen éstas, se establecen las diferencias en las formas de aplicar la ética para la toma de desiciones.

En la ética utilitarista se entroniza en primer lugar el principio de Autonomía como expresión máxima de respeto a lo que cada ser humano entiende por su propio bien, a diferencia de la ética de corte social que prioriza el principio de Justicia como expresión del bien común o para una mayoría, como forma de equidad y de hacer llegar a cada uno por igual este “bien común”.

Al abordar el tema de la vejez y las adicciones existe todo un basamento histórico que justifica la insuficiencia de la ética utilitarista para resolver el problema, pues lleva implícito cierto carácter discriminatorio hacia el anciano, término conocido como “ageismo” y que fuera conceptualizado en EEUU.

Esta concepción ética se ha visto limitada en cuanto a dar respuesta a la disyuntiva de respetar la autonomía del anciano o de los demás miembros de la sociedad, dicho conflicto de intereses se ha tratado de resolver imponiendo al anciano las normas que rigen el bienestar del resto de la sociedad, a través de diferentes mecanismos de control que han provocado una reducción en las áreas de interacción, creatividad e iniciativa social de los gerontes, todo lo cual va en detrimento de la calidad de vida en la tercera edad en general.
Otro de los conflictos que surgen en esta variante de aplicar la ética, se deriva de la utilización adecuada de los recursos sanitarios, los cuales han estado en función de otros grupos sociales, por considerar que el anciano poco aporta a la sociedad, está al final de la vida y sencillamente no los amerita. Esta forma de distribución ha sido influenciada por el

tecnologismo y se practican procederes médico-tecnológico de costo elevado, la mayoría de los cuales responden a intereses económicos, más que a los del paciente y a la vez privan de otros recursos de salud a una mayoría excluida por no tener con que pagar servicios mínimos de sanidad con cierta calidad.

Se ha establecido una ética clasista que ha impuesto conceptos morales en función de una minoría y no de la sociedad en general donde están incluidos los ancianos. Las decisiones han sido tomadas por parte del estado, de los ministerios de justicia, de desarrollo social o de salud, se ha intentado resolver un problema general desde acciones particulares, privadas o unilaterales obviando el importante papel de las masas.

Estas soluciones al estar exentas de la unificación de criterios entre todos los factores sociales para enfrentar un problema que atañe a todo el contexto social, han dado como resultados soluciones igualmente parciales e insuficientes, se han resumido y se han limitado al control de la enfermedad y disminución de su impacto social, más que a su prevención, como resultado.

Según los datos ofrecidos anteriormente, la enfermedad continúa aumentando a edades cada vez más tempranas con tendencias a mantenerse en la tercera edad. Las acciones preventivas han estado limitadas por la elevada repercusión económica en gastos que este tipo de campaña genera, ya que sus resultados son a largo plazo, y no de manera inmediata. Así en este caso, el imperativo moral ha quedado desplazado por el económico.

En relación con lo anterior se propone una vía de solución, desde una ética de tipo social, que implique la entronización del principio de Justicia en términos de equidad, entendido como igual consideración y respeto. Priorizar la "Justicia" como "bien común" en la atención al anciano, no significa que no se tenga en cuenta su autonomía, la equidad se refiere a respetar sus particularidades y otorgarles a la mayoría, la misma satisfacción de sus necesidades que al resto de los grupos y se le otorguen los recursos necesarios para realizar todas las acciones encaminadas a mejorar su salud y calidad de vida por igual.

El principio de justicia en cuanto a que "la salud es un derecho de todo ser humano" posibilita la distribución equitativa de recursos, en función de realizar acciones de promoción, conceptualizadas como el conjunto de acciones multidisciplinarias cuya meta es alentar el óptimo estado físico, mental y social, así como prevenir las enfermedades y estimular el desarrollo de hábitos y estilos de vida saludables en la etapa adulta y en la tercera edad, dirigidos a: prevenir los factores de riesgo, la enfermedad, el deterioro físico y mental secundario, prolongar el período de vida libre de discapacidad, mantener y elevar la calidad de vida y prolongar la vida[60].

Este investigador considera que para lograr dichos objetivos se hace necesario la participación intersectorial y el trabajo en equipo, donde estado, ministerios, profesionales, familiares y sociedad en general actúen de manera integrada en función del bien común, lo cual desde el punto de vista práctico se pudiera resumir en que cada elemento de la cadena de resolución realice las actividades específicas que le correspondan y a su vez interactúe apoyando las de otros (Anexo V).

Todas estas medidas desde el punto de vista práctico en el contexto social, tienen su aplicación en el desarrollo de estrategias de intervención comunitaria de salud, las cuales deben estar encaminadas y diseñadas para ejecutar las acciones necesarias y transmitir la información multidireccionalmente. El estado hace llegar sus recursos a los diferentes estratos sociales, y a la vez, recibe información de primera línea, lo cual le permitirá perfeccionar el sistema y tener conciencia real de la situación y necesidades, así como de reevaluar de manera continua la toma de desiciones. Este tipo de intervención tiene sus antecedentes teóricos y prácticos de factibilidad en las diferentes campañas realizadas a nivel mundial utilizando este recurso [lxv] .

Estas estrategias a su vez estarán sustentadas por una ética flexible, pluralista, práctica, colegiada y aplicada desde una política estatal de salud, donde la correcta distribución de los recursos sanitarios posibiliten su efectividad y ejecución como vehículo de transmisión efectiva a todos los niveles sociales, sobre todo a aquellos excluidos por no contar con los recursos económicos para financiarlos.

Deben desarrollarse con la preparación y sensibilización del personal médico y paramédico adecuada a la actividad educativa, preventiva y curativa y de estudios socioculturales, que permitan identificar los líderes comunitarios formales y no formales para ser utilizados en el logro de los objetivos propuestos.

Este modelo interventivo debe ser capaz de incluir y sensibilizar a las autoridades y gobiernos regionales de forma participativa, además de propiciar el protagonismo que requiere cada ciudadano en el cuidado de la sociedad en general y del anciano en particular, con la meta de buscar soluciones en dependencia de las características de cada región. Acciones que permitirán a largo plazo una disminución de los costos de salud en cuanto a complicaciones derivadas del deterioro y complicaciones de la enfermedad en el anciano.

La sociedad al enfrentar el paradigma de la tercera edad no puede limitarse a la parte visible del iceberg, si no que debe según criterios del autor realizar un abordaje multifactorial que incluya todos los elementos determinantes en la salud, supervivencia y bienestar del anciano. La frase de Hiroshi Nakajima en 1988, "La salud es producto de la acción social y no un mero resultado de la atención medica" sienta un precedente que aplicado a la tercera edad impone el criterio de la participación al resolver entre todos un problema que atañe a todos, sin que ello minimice el importante papel del sector salud. Tal como plantea el investigador cubano Doctor Castell no es posible acercarse al bienestar de todos en términos de salud, sin fomentar la participación social, fortalecer los servicios comunitarios, de salud y promover políticas publicas saludables, para lo cual es imprescindible un enfoque intersectorial, "Intersectorialidad conceptualizada, como la intervención coordinada de Instituciones representativas de más de un sector social, en acciones destinadas total o parcialmente a abordar un problema vinculado con la salud, su bienestar y calidad de vida" [lxvi].

I. 12. Barrio Adentro y comunidad

Venezuela dentro del campo de la salud, históricamente ha cursado por tres etapas, las cuales han dependido y han estado indisolublemente ligadas a la explotación del petroleo.

Una primera etapa pre petrolera donde la medicina era tan pobre como el propio país y se ejercía a expensas de determinadas personalidades enfrascadas en realizar su labor. Una segunda etapa comienza cuando se inicia la explotación petrolera, donde paralelamente y de forma ascendente se comienza a desarrollar la salud en el país. Este desarrollo se da de forma paulatina en correspondencia con las necesidades cada vez más crecientes de la nueva burguesia en materia de salud, etapa que ha ido increshendo hasta el año 1998. En esta etapa la complejidad de la medicina moderna con el consecuente empleo progresivo de la nueva tecnología en desarrollo, ha producido resultados alentadores en numerosos campos de las ciencias de la salud. Sin embargo, de esta tecnologización médica derivó el auge de la llamada biomedicina en el país, fenómeno que privilegió la parte biológica de la profesión sobre sus aspectos humanos y sociales.

Como consecuencia del desarrollo biomédico para una minoria surgieron efectos negativos: la deshumanización de la relación médico-paciente, el encarecimiento exponencial del gasto médico y la acentuación de las diferencias de niveles de salud entre la clase alta y la clase baja obligada a atenderse en un sistema de salud precario o excluido del mismo.

En el resto del mundo el crecimiento de la demanda producido por el acceso al derecho a la salud de gran parte de la población antes excluida, y la insatisfacción ante una cura solamente biológica, llevó a la necesidad de un cambio de paradigma en la atención de la salud. Se produce así un auge del enfoque de la Promoción y Protección de la Salud sobre la tradicional tarea de Restauración y Rehabilitación de la misma. Finalmente, en 1978, la Conferencia de Alma Ata culminó la elaboración teórica de estas ideas al definir que la meta de Salud Para Todos en el Año 2000 se lograría con la estrategia de la Atención Primaria de la Salud[lxvii].

Es a partir de ese momento que se da un ligero impulso a la medicina comunitaria en algunos sectores de Venezuela, a expensas del pensar aislado de algunos sectores de la profesión. Sin embargo, este proceso además de lento, no fue debidamente respaldado por los diferentes gobiernos que sometieron al país, mientras en algunos períodos gubernamentales la medicina primaria fue favorecida de alguna manera, en otros fue totalmente olvidada.

La tercera fase se inicia con el triunfo del nuevo gobierno revolucionario. Es la revolución como proceso democrático quien por primera vez da una tónica social al sistema de salud y se incorpora el principio de la salud como un derecho de todo venezolano. La fuerte resistencia de los colegios médicos al cambio político y a la mala manipulación de los principios de salud por determinada élite de la clase elevada, determinan que el nuevo gobierno haciendo gala de su carácter socialista recurre a solicitar la ayuda de Cuba, potencia médica latinoamericana cuyos profesionales ya contaban con la experiencia en otras regiones de América y del planeta, es así que respondiendo al principio del internacionalismo proletario se decide comenzar la Misión Barrio Adentro, para llevar la salud a todas las regiones del país, una gran mayoria de las cuales estaba totalmente excluidas del sistema de salud. Actualmente en Venezuela la Atención Primaria de la Salud se perfila como la única estrategia posible para enfrentar este complejo problema, simultaneamente se comienza a desarrollar la formación médica desde un enfoque inminentemente comuntario y preventivo.

Indudablemente la experiencia en la aplicación de esta estrategia ha necesitado correcciones, y adaptaciones a particularidades locales y a los progresos logrados en el mundo moderno, que hacen necesario actualizar los conocimientos y mejorar los procesos. Es oportuno plantear que estas acciones complejas no han podido ser encaradas sin el auxilio de un grupo inter y transdisciplinario, lo cual ha dado lugar al desarrollo de la segunda y al comienzo de la tercera fase de Barrio Adentro. En una primera fase de aplicación de la misión, la medicina fue inminentemente curativa, aunque dada la formación profesional de la Escuela Cubana de Medicina se hizo prevención, esta se desarrolló de forma individual en cada consulta, con cada paciente. En la segunda fase de la misión se comienzan a desarrollar verdaderos trabajos preventivos a gran escala en casi todas las comunidades.

Este nuevo proceder tiene la particularidad en Venezuela, de haberse comenzado a estructurar desde el nivel primario de salud, es decir, primero se puso en práctica la medicina comunitaria antes que los niveles secundarios u hospitalarios y aunque estos aun estan en fase de inicio, ya el país cuenta con atención primaria de salud en casi todas las regiones y áreas de salud, se priorizo el principio de justicia o del mayor bien para la mayoria. Por otra parte, a diferencia de otros países, este proceso se ha catalizado de forma engranada con las nuevas políticas de salud, donde la retroalimentación de la información y la nueva dialéctica social han permitido ir perfeccionando un sistema de atención que en pocos años ha dejado de ser precario para esgrimirse como uno de los principales logros de la medicina de atención primaria en el mundo, hecho que denota la importancia de la voluntad política unida a la voluntad social y profesional

Por otra parte, para el cumplimiento de estas tareas de salud, ha sido necesario contar con el apoyo de la comunidad, centrando su punto de vista no en el individuo, sino en el grupo y especialmente en la familia, considerada como la célula básica de la sociedad y la primera promotora de la salud de sus miembros.

La movilización comunitaria solo ha sido posible a través de los médicos de atención primaria ubicados en las diferentes áreas donde laboran y forman parte de la comunidad, son ellos quienes han jugado su papel como representantes de salud y como un ente más dentro de la comunidad. Es esta dicotomia de acción lo que ha convertido al médico de atencion primaria o de familia, en el verdadero protagonista de las acciones de salud, el cual ha sido capaz de ir rescatando el papel que debe jugar la comunidad en la defensa de su salud a través de cada uno de sus miembros y de los líderes formales y no formales.

Este proceder de participación comunitaria conllevó a que cada individuo no solo se interesase en si mismo, si no además que se involucrara en la solución de los problemas de salud de cada comunidad. Así se ha logrado el compromiso de que cada participante comunique e informe, intervenga y actúe, comparta y asuma las responsabilidades, coopere con el beneficio de los demás y a su vez reciban el beneficio del mejoramiento de la salud [lxviii] .

Este proceso de integración de cada individuo en la solución de los problemas de su comunidad se ha desarrollado a través de cada medico de área, el cual ha sido conciente de que para lograr una participación efectiva, esta debe ser voluntaria, responsable, consciente y organizada, para lo cual ha sido necesario estimular cambios de actitudes, de mentalidad y de comportamientos.

Para lograr esta nueva forma de salud participativa el médico ha debido ser capaz de transmitir, estimular, rescatar y desarrollar un conjunto de valores éticos basados en el altruismo, el humanismo, la colectividad y el trabajo en colectivo. En relación con los valores para la participación, Martínez, señala como valores indispensables: la honestidad, la justicia, la responsabilidad, la caridad social, la veracidad, la solidaridad, la calidad, la prudencia, el respeto y la lealtad o fidelidad. Por su parte, Casilla e

Inciarte, destacan entre los valores necesarios involucrados en el acto participativo comunitario: la solidaridad, equidad, cooperación, dignidad, conservación, previsión, honestidad, compromiso, perseverancia, superación, armonía, equilibrio, responsabilidad, libertad, transparencia, desafío, confianza, asociatividad, disciplina, fortaleza, bien, verdad, iniciativa; entre otros.[lxix lxx]

La Constitución de la República Bolivariana de Venezuela de 1999, en su artículo 70 señala que los valores que deben guiar la participación (las instancias de atención ciudadana, la autogestión, la cogestión) y las diferentes formas asociativas (cooperativas, cajas de ahorro, empresas comunitarias, entre otras), son la cooperación mutua y la solidaridad[lxxi].

La ética y los valores se han convertido en elementos determinantes en la participación y organización comunitaria, se ha requerido de convicción, consentimiento y compromiso en las prácticas y relaciones. En este particular, ha prevalecido la orientación ética y los valores compartidos de autonomía, igualdad, honestidad, solidaridad, respeto mutuo, disciplina, cooperación y la comunidad, cada uno de sus miembros y el médico de familia.

Lograr la participación activa de las comunidades organizadas ha constituido una poderosa herramienta para las diferentes acciones de salud, se le ha permitido a la población tomar decisiones acerca de su propio desarrollo con el objetivo de mejorar y recuperar su nivel de salud, siempre respetando su cultura, historia e idiosincrasia, ejemplos como la misión Milagro y la misión Jose Gregorio Hernández ilustran el desarrollo y la capacidad de acción de las comunidades debidamente organizadas y encaminadas a un fin, el rescate de la salud de cada uno de sus miembros, como una de las principales conquistas de la Revolución social .

Aun cuando el alcoholismo en ancianos es un fenómeno poco conocido, constituye hoy en día un problema de salud, lo cual responde a múltiples causas, entre las que se pueden citar: aumento acelerado de población anciana, complicaciones que aparecen tempranamente de carácter mas graves, que generan mayores gastos de salud o disminución de la supervivencia y de la calidad de vida del anciano. Es necesario ajustar el diagnóstico a las características específicas de la enfermedad a estas edades y desarrollar terapéuticas adecuadas a las especificidades de la enfermedad a estas edades.

CAPITULO II. DESARROLLO DE UNA METODOLOGÍA PARA INTERVENIR EN EL ANCIANO ALCOHOLICO CON UNA PROYECCIÓN COMUNITARIA.

El estudio realizado puede conceptualizarse como una investigación de desarrollo tecnológico, puesto que se ofrece como producto tecnológico una estrategia de intervención comunitaria con participación social y la utilización de los recursos de la comunidad, identificación de los lideres comunitarios, a través de un enfoque intersectorial, Dicha estrategia puede ser transferida a cualquier problema en que se requiera de la participación social y comunitaria para resolver un problema de salud de la comunidad.

Se trata de una investigación que constó de tres fases o momentos:

- En la primera fase se desarrolló una investigación descriptiva con el objetivo de identificar y diagnósticar a los ancianos portadores de dependencia de alcohol, la presencia de carencias y crisis de la tercera edad, mitos relacionados con el consumo, así como la percepción del anciano sobre sus problemas familiares.
- En una segunda fase, de desarrollo tecnológico propiamente, se diseñó una estrategia interventiva destinada a actuar sobre el patrón de consumo, síntomas psíquicos y percepción del anciano de su situación familiar, malestares psíquicos, carencias y crisis de la tercera edad, así como la presencia de mitos y falsas creencias sobre el consumo de alcohol.
- La tercera fase consistió en una investigación de tipo evaluativa donde constató la eficacia de la intervención.

Dicha investigación se desarrolló en el área rural del municipio Sotillo que incluye: Rincón Adentro, Rincón, San Miguel Arcángel, Invasión I y ll,

Chupulún, Urbanización Caballo Viejo y Las Carmelitas, en el período comprendido entre los años 2007 y 2008

II. 2. Universo.

El universo estuvo compuesto por el total de 78 ancianos consumidores de alcohol, los cuales se identificaron dentro de los 190 ancianos residentes en las áreas rurales de estudio.(Anexo VI)

II. 3. Variables.

Las variables estudiadas fueron: clasificación diagnóstica, tipo de bebida, magnitud del consumo, frecuencia del consumo, mitos sobre los beneficios del consumo de alcohol, síntomas psíquicos, percepción por el anciano de problemas familiares, crisis y carencias de la tercera edad, presencia de falsas creencias y mitos sobre el consumo de alcohol. (La operacionalización de estas variables se encuentra en el Anexo VII).

II.4 Técnicas y procedimientos para la recolección de Información:

Para dar salida a los objetivos 1, 2 y 3: (Anexo VIII) se llevaron a cabo los siguientes procedimientos:

Identificación de la dependencia de alcohol y sus particularidades sintomáticas.

Para el diagnóstico de la enfermedad se utilizaron los criterios establecidos por la Asociación Americana de Psiquiatría de 1994 (APA) para el abuso (F10.1/305.00) y dependencia (F10.2. /303.90) por consumo en intoxicación (F10.00) y abstinencia (F10.31291.8) inducidos por alcohol, los cuales coinciden con los aceptados por la OMS[51].

Estos criterios se consignaron en una entrevista semiestructurada (Anexo VII) que explora la presencia de los síntomas que conforman los criterios antes descritos. La entrevista se desarrolló por el investigador principal para evitar diferencias o errores de valoración, en presencia de un familiar para corroborar la información, en el consultorio del área de salud y sin límite de tiempo preestablecido, en una o varias sesiones en dependencia de los requerimientos del caso.

El uso de las entrevistas es apropiado cuando se aborda un tema de cierta complejidad, que requiera la explicación detallada de niveles cada vez más profundos, para una aprehensión adecuada. Otra de sus indicaciones resulta de la existencia de un tema delicado, entendido éste como aquel sobre el que persisten representaciones sociales de privacidad o tema tabú como el caso de reconocer por un anciano que tiene problemas con el consumo de alcohol, lo que además de vergonzoso, implica como decisión la renuncia al tóxico y a las ganancias que durante muchos años este le aportó.

Otra consideración proviene de la evaluación que el investigador hace acerca de la influencia de otras personas en las respuestas del entrevistado. Si se trata de un tema en que la presión que ejercen los otros inhibe el adecuado desenvolvimiento del sujeto y la veracidad de sus respuestas o se requiere la validación de terceros sobre la veracidad de la información obtenida

Este investigador parte de la consideración de que en las entrevistas semi-estructuradas, se permiten ciertas "libertades" al entrevistador, básicamente a expensas de la introducción de los "por qué", que persiguen aclarar una respuesta ambigua o profundizar en otra muy superficial, para hacerla coherente con el nivel requerido por el estudio. En ellas se produce una combinación de preguntas previamente establecidas y otras que podrían derivarse de las respuestas del sujeto. El entrevistador que utiliza la variante semi-estructurada tiene la posibilidad de aprovechar alguna disgresión relevante del sujeto para profundizar en un tópico [lxxii].

Patrón de consumo: Se establecerá mediante la entrevista semiestructurada: (segundo acápite del Anexo IX)

I.- Modalidad de inicio: encaminada a precisar el momento de inicio del consumo o aumento del mismo, permitió determinar si el consumo se inició o varió al llegar a la tercera edad, se exploró mediante tres variantes de respuesta a elegir una. Se calificaron con la selección de una variante.

II.- Tipo de bebida: encaminada a precisar la bebida que consumían de forma habitual con mayor frecuencia.

III.- Cantidad: determinó la cantidad de bebida alcohólica ingerida de forma habitual, para cada tipo de bebida, se utilizaron las proporciones que habitualmente maneja la población, se eligió una variante para cada tipo de bebida.

IV.- Frecuencia: precisó la cantidad de veces que consumía cada paciente, se estableció para : días de la semana, semanas del mes y meses del último año.

Presencia de síntomas psíquicos: se establecieron en función del interrogatorio y valoración del psiquiatra investigador y se evaluan en función de presentes o no presentes. Los nsíntomas explorados fueron: ansiedad, tristeza, angustia e ideación suicida.

Percepción del anciano sobre su situación familiar, las crisis de la tercera edad, así como la percepción de sus carencias: Se exploraron mediante variables cualitativas establecidas en la entrevista.

Presencia de mitos populares y creencias sobre supuestos beneficios del consumo de alcohol: Se exploraron mediante variables cualitativas establecidas en la entrevista. (Anexo IX).

Los mitos estudiados en la presente investigación fueron planteados por el Dr. Ricardo González y utilizados en un estudio piloto en un área de salud en Cuba. Además, se usó el criterio de expertos para identificar los mitos más frecuentes en la población estudiada. También se tuvo en cuenta los descritos en la revisión bibliográfica [lxxiii lxxiv].

Para determinar la presencia de los mitos se aplicó la entrevista. Se consideró presente cada mito cuando se marcó de verdadero más de tres creencias para cada mito. Se consideró que el anciano era portador de mito cuando se constató al menos la presencia de uno de ellos.

El objetivo 4 constituyó la intervención propiamente dicha.

II.5 Estrategia de intervención:

El diseño de la estrategia estuvo basada en los resultados encontrados en el diagnóstico de salud del área del año 2007 y los datos obtenidos en la fase diagnóstica de la investigación: elevada casuística de ancianos bebedores detectados en la comunidad, elevada presencia de enfermedades crónicas no transmisibles asociadas y problemas relacionados con el consumo de alcohol. Se detectó la presencia de factores psicológicos y sociales, relacionados con los criterios establecidos en otras investigaciones que desarrollaron estrategias de intervención realizadas en Cuba y según criterios de expertos del Hospital Clínico Quirúrgico Hermanos Ameijeiras de Ciudad de La Habana.

El autor diseñó la primera versión de la estrategia que fue sometida al criterio de diez expertos en los temas de alcoholismo e intervención comunitaria. Se utilizó la Técnica de Discusión de Gabinete como proceder para la construcción definitiva de la estrategia y para su validación por contenido y constructo. (Anexo X)

Se establecieron finalmente las actividades con el objetivo de incorporar a cada paciente, su familia, las familias sustitutas, los líderes formales y no formales y la comunidad en general, previa autorización de las autoridades pertinentes, logrando la participación de diferentes sectores relacionados con el bienestar, la salud y la educación de la comunidad según criterios de intersectorialidad, donde cada factor actuó en función de sus responsabilidades específicas según el objetivo común de la intervención. Las actividades programadas conllevaron a la participación de toda la comunidad en cuanto a la sensibilización de la problemática del anciano y la necesidad de apoyo, además como prevención secundaria en el resto de la población en cuanto al consumo de alcohol sus causas y consecuencias. Las actividades programadas en sentido general fueron: charlas educativas, sesiones de consultas, actividades grupales, recreativas y laborales. (Anexo XI)

Previamente se procedió a capacitar al personal que participaría en la intervención acorde a los objetivos propuestos y se contó con la voluntariedad de la comunidad y autoridades pertinentes

Las normas propuestas por la Master en Tecnología Educativa B. González en "Cómo lograr la participación comunitaria" fueron adaptadas a las características particulares de la población en cuestión [6]:

- Difusión y movilización social para la salud
- Concentración social para el cambio
- Fortalecimiento y legitimación del rol del Ministerio de Salud en este caso de la Misión Barrio Adentro.

Para dar salida al Objetivo 5, se evaluó la efectividad de la intervención que se correspondió con la última fase de la intervención.

Control y evaluación:

Se aplicó nuevamente la entrevista con vistas a determinar los cambios en el patrón de consumo, la percepción del funcionamiento familiar, carencias y crisis de la tercera edad, síntomas psíquicos y persistencia de los mitos o falsas creencias sobre el consumo de alcohol:

La evaluación se estableció en función de:

Disminución, aumento o mantenimiento del consumo en cuanto a tipo de bebida (se refiere a grados de alcohol), cantidad de ingesta por consumo y frecuencia.

Se analizaron los mitos en cuanto: Presencia, ausencia o desconocimiento. Se analizó además la presencia de síntomas de la esfera psíquica en cuanto a presencia o ausencia, la percepción de disfunciones familiares y las crisis de la tercera edad en presentes o ausentes.

II.6 Procesamiento de la información:

La información fue recopilada y procesada en una base de datos en el programa SPSS versión 11,5. Se midió la proporción de reducción de consumo de alcohol, obtenida con la intervención.

Se estimó el intervalo de confianza para un 95% de confiabilidad y se midió la proporción atribuible porcentual a dicha intervención con la fórmula que se describe:

Reducción atribuible proporcional es el resultado del cociente de la diferencia de la proporción del consumo inicial y final dividido entre la proporción del consumo inicial multiplicado por 100.

$$\frac{\text{Consumo inicial} - \text{consumo final}}{\text{Consumo inicial}} \times 100$$

Para procesar los datos se utilizó como método la aplicación de comparación de proporciones antes y después de cada uno de las variables analizadas. Los resultados se ofrecerán en tablas y gráficos creados al respecto.

II.7 Ética de la investigación:

Se contó con la autorización de las autoridades gubernamentales y sanitarias locales, de la comunidad y de la misión Barrio Adentro:

- -Representante de SALUDANZ: Dr: Alfredo Rodríguez
- -Representante de la Alcaldía Municipal: Sr Elías Moreno
- -Miembro del Consejo Comunal: Ernesto Morales
- -Superintendente de PDVSA: Sr: Jesús Brito
- -Coordinador de la parroquia por la Misión Barrio Adentro Dr: Leoncio Fuentes Correa.

El investigador posee la experiencia necesaria para desarrollar el estudio, convive desde hace cinco años en la comunidad y es conocedor de la problemática social y principales problemas de salud del área, de sus características culturales e idiosincráticas por lo que cuenta con el conocimiento requerido para establecer diagnósticos y procederes que no entren en conflicto con los intereses eticos de la población en conjunto y de cada individuo. Es médico Especialista en Medicina General Integral, ha realizado trabajos de educación para la salud sobre la temática en los diferentes medios de difusión masiva en Cuba.

Desde el punto de vista bioético se contó con la voluntariedad del paciente, lo cual se puede constatar a través del proceso de consentimiento informado realizado de forma oral y escrita, procedimiento solicitado además a su representante legal o familiar (Anexo XII). Antes de proceder a la aplicación de la entrevista, se aseguró la confidencialidad de los datos, los cuales sólo serán publicados de forma resumida y con fines científicos. Los datos permanecen bajo custodia del coordinador principal de la investigación, ubicados en estante cerrado en el consultorio por un período de dos años para ser consultados por aquellas autoridades autorizadas que lo requieran. La aplicación de los instrumentos de recogida de información se realizó en locales adecuados para garantizar la privacidad.

Aunque la investigación incluye la utilización de personas, no se requiere de procederes y autorizaciones internacionales, ya que no serán utilizados métodos invasivos que pongan en peligro la integridad de las personas y no quedarán secuelas que comprometan su bienestar. El estudio incluye a personas mayores de edad, sin discapacidades mentales que limiten su comprensión o capacidad para diferenciar o elegir el bien, lo cual justifica la no atenencia a regulaciones especiales. Es válido aclarar que para desarrollar el estudio se utilizó el universo de ancianos bebedores no estableciendo criterios de exclusión alguno, por lo cual no existió la posibilidad de discriminación en cuanto a recibir por los pacientes los beneficios del estudio.

Realizar tratamientos de enfermedades adictivas a estas edades implica buscar alternativas no dependientes de la utilización de fármacos, la terapéutica idónea debe ser aquella que eduque, a la vez que corrige las complicaciones y a la vez actúe sobre los factores de riesgo que inciden en la aparición de la enfermedad, por otra parte el educar al anciano permite prevenir la enfermedad en el resto de los miembros de la familia. Por todo lo anteriormente planteado el autor considera que las intervenciones comunitarias son una alternativa idónea para el manejo de la enfermedad en el anciano.

CAPÍTULO III. RESULTADOS DE UNA INTERVENCIÓN COMUNITARIA PARA DISMINUIR EL ALCOHOLISMO EN LA TERCERA EDAD.

III.1.-Caracterización sociodemográfica de la población rural de Sotillo:

Demográficamente la población rural estudiada pertenece al municipio Sotillo, del Estado de Anzoátegui y se encuentra en proceso de expansión, crece de forma espontánea y desorganizada, con un total de 689 familias en la actualidad. En ella se establece un promedio de edad comprendido entre los treinta y cincuenta años y predomina el sexo femenino, el grupo más numeroso corresponde a las menores de quince años. La población de más de 60 años se distribuye a razón de un anciano por familia.

En este territorio no se encuentra ubicado ningún objetivo económico por lo que no existe ninguna actividad productiva específica, solo el cultivo de estación en parcelas aisladas dentro de las montañas. Pocas personas tienen ubicación laboral fija y requieren trasladarse a otras zonas para ejercer sus labores. Dentro de la población laboral predominan los hombres, quienes se dedican a trabajos de albañilería por contrata o a vigilancia nocturna de negocios privados. El índice de población sin empleo es elevado y el sexo femenino se dedica básicamente a labores del hogar. La mayoría de los ancianos no están vinculados a ninguna actividad productiva y un escaso número es jubilado.

El nivel de escolaridad promedio en la población es bastante bajo y se resume a: Básico terminado o Bachillerato sin terminar para el sexo femenino y Básico terminado para el sexo masculino. La población infantil se encuentra cursando los diferentes grados desde el Básico al Bachillerato. El nivel superior es muy escaso. La población anciana tiene un nivel de escolaridad muy bajo, circunscrito a los primeros grados de enseñanza básica.

Las viviendas en su mayoría estan en mal estado, se trata de construcciones improvisadas con malas condiciones higiénicas. El área carece de acueducto y se utilizan fuentes de agua natural (río), existe una inadecuada disposición de residuales sólidos y líquidos, no cuentan con alcantarillado y la mayoría de las viviendas carece de pozo séptico. Ello se traduce en una mala higiene ambiental e índices de insalubridad bastante elevados, predominan las enfermedades de transmisión hídrica y por vectores.

En el caso de la población anciana existe una elevada casuística de enfermedades crónicas no transmisibles como son la hipertensión arterial, la cardiopatía isquémica, la diabetes mellitus y los accidentes vasculares encefálicos.

El nivel adquisitivo es bajo, la alimentación es defectuosa en cantidad y desbalanceada en nutrientes, poseen escasa cultura higiénica sanitaria y nunca habían contado con servicios de salud hasta que se inició la Misión Barrio Adentro.

Los datos mostrados anteriormente fundamentan la necesidad de desarrollar intervenciones comunitarias en esta población, facilitadas por las nuevas políticas de salud en Venezuela.

III.2 Estrategia de intervención.

Fase diagnóstica:

En la necesidad de reconocer e identificar el problema y cumplimentar el requisito de que el médico conozca los problemas del área donde trabaja, según las acciones que debe desarrollar el representante de salud en la comunidad, planteadas y definidas por González Varcárcel[6], en la primera etapa de esta intervención se tomó como punto de partida los datos obtenidos en el diagnóstico de salud del área realizado en el año 2007, donde se pudo constatar la situación deprorable en que vivia la mayoria de los ancianos del área rural de la parroquia Pozuelos, dentro de estas se pueden citar:

- Escasez de apoyo estatal, no hay pensiones establecidas para aquellos ancianos sin contratos de trabajo, los jubilados perciben retiros muy escasos que no cubren necesidades mínimas y los trabajadores por cuenta propia no cuentan con apoyo alguno en este sentido.
- Mala alimentación en cuanto a disponibilidad, cantidad y calidad. Precios inestables y que tienden continuamente a ascender por encima de las posibilidades de la media poblacional.
- Aumento progresivo de los precios del transporte.
- Tratamiento para enfermedades crónicas con medicamentos de primera línea cuyos precios elevados están muy por encima de las posibilidades del anciano.

Dentro de esta primera fase diagnóstica se procedió a revisar por el investigador todas las fichas epidemiológicas familiares, donde se identificaron los adultos mayores dispensarizados como bebedores, los cuales fueron visitados en sus casas con el objetivo de establecer el raportt apropiado y dar cumplimiento al proceso de consentimiento informado. Se realizaron una o dos visitas para cada familia en la primera semana.

Una vez obtenida la autorización de cada paciente y su familiar, se les invitó a asistir a consulta donde se realizaron las entrevistas diagnósticas, con el objetivo de identificar la presencia de cada síntoma y sus particularidades, a través de los cuales establecer el diagnóstico de enfermedad y poder determinar: patrón de consumo, modalidad de inicio, presencia de síntomas psíquicos, percepción del anciano sobre disfunciones familiares, así como de carencias y crisis de la tercera edad. Se hizo énfasis en el análisis de las creencias y mitos sobre el consumo de alcohol. Estas entrevistas se realizaron con una frecuencia de dos a tres veces por semana en dependencia de las características de cada paciente y familia, a razón de cuatro a seis en total.

La Entrevista diagnóstica se desarrolló según las características de cada paciente, dentro de las cuales las más frecuentes fueron:

Características de pensamiento:

- demora en la ideación
- fatigabilidad
- tendencia a la prolijidad y disgregación
- dificultad de concentración
- disminución de memoria

Mecanismos de la enfermedad:

- evasivos
- negación

- proyección
- falta de crítica
- ausencia de necesidad de cambio

Socioculturales:

- falta de conocimientos sobre el tema
- -bajo nivel de escolaridad
- presencia de mitos y falsas creencias

Durante la entrevista realizada se manejó la presencia de creencias y mitos como facilitadores para establecer los síntomas con mayor presición, sin caer en contradicciones con el paciente. En ninguno de los casos se procedió a informar al paciente sobre su diagnóstico para evitar reforzar los mecanismos defensivos propios de la enfermedad, ya que dadas las características idiosincrásicas de los ancianos de esta población, asumir la enfermedad implica desmoralización o debilidad de principios.

La desición de informar sobre el diagnóstico se postergó por razones terapéuticas que justificaron el proceder desde el punto de vista ético, esta información se dio en la fase de intervención durante las diferentes sesiones con el objetivo de establecer el autodiagnóstico por cada paciente, proceder desde el punto de vista terapéutico mucho menos agresivo. El estar en un grupo con otros pacientes que ya pasaron por la misma experiencia, les brinda cierto nivel de seguridad y a la vez que disminuye la defensa del auto etiquetado, también favorece el desarrollo de crítica de enfermedad en el paciente y acelera la necesidad de cambio, según opinión del autor.

El desarrollo de las entrevistas se realizó primeramente con el paciente a solas, después se corroboró la información con la familia y posteriormente se realizaron entrevistas cruzadas con pacientes y familiares. Este proceder de intercambio de información permitió, además de corroborar los datos, favorecer el diálogo con la familia y constituyó a la vez que un factor diagnóstico, un elemento terapéutico importante en el rescate de la comunicación familiar.

En la mayoría de los casos se pudo observar que la información otorgada por el paciente no era todo lo amplia, concreta y veraz con relación a la cantidad de ingesta, frecuencia y patrón de consumo en general. En relación con la presencia de complicaciones como es típico en los pacientes adictos, todos los casos tendieron a minimizar y justificar la problemática relacionándola con otras causas ajenas al consumo. En ningún caso se constató por parte del paciente crítica alguna de enfermedad.

Se realizaron visitas a los hogares con todo el equipo con el objetivo de constatar funcionamiento familiar a través de las relaciones interpersonales y condiciones materiales en que vivía el anciano y su familia, así como corroborar la información obtenida en el consultorio durante la entrevista. En el total de los casos se pudo constatar la elevada repercusión de alcohol sobre las diferentes esferas del funcionamiento familiar, aun cuando ni pacientes ni familiares tuvieran crítica del asunto. Se efectuaron con una frecuencia quincenal a razón de dos veces para cada caso.

A continuación se ofrecen los resultados obtenidos en las entrevistas en esta primera fase:

Tabla 1. Ancianos según grupos de edades.

Grupos de edades	**Número**	**%**
60-70años	54	69.23
71-80año	22	28.2
81-90años	2	2.56
+91años	0	0
Total	78	100

En la distribución por grupos de edades se obtuvo el mayor porciento para el grupo de 60-70 años representados por el 69.23%, seguido del grupo 71-80 años con el 28.2%. Poco significativo resultó el grupo de 81-90 años con solo 2.56%.

Resultados similares se describen por varios autores que han estudiado la tercera edad en América Latina, no así con estudios realizados en países desarrollados como España por Morón Marchena y colaboradores donde los rangos de edades no resultan tan dispares y la distribución es más equitativa, este comportamiento responde al mayor índice de esperanza de vida y de supervivencia, comportamiento que justifican por el peso que tiene el nivel socioeconómico para la tercera edad, lo cual facilita entre otras cosas una adecuada atención de salud y calidad de vida[lxxv lxxvi].

Tabla 2. Ancianos según diagnóstico de enfermedad

Diagnóstico de enfermedad	**Número**	%
Dependencia de alcohol	73	93.58
Consumidores abusivos de alcohol	6	7.69
Total	78	100

Del total de ancianos bebedores representados por 78 pacientes, la mayoría se incluye dentro de la categoría diagnóstica de Dependientes de alcohol con un 93.58%, es decir eran portadores de más de tres síntomas. Solo el 5.12% se corresponde con consumidores abusivos de la sustancia, lo cual indica una elevada casuística de enfermos adictos a la sustancia en los ancianos analizados.

Estos resultados no concuerdan con criterios planteados por la Encuesta Nacional de Salud de México, quienes en un estudio realizado en el año 1995 determinaron que entre los mayores de 65 años había un 56,4% de abstemios, y solo un 1,5% de bebedores excesivos, sin embargo este comportamiento pudo estar asociado a que el mayor porcentaje de encuestas no contestadas corresponde a las edades de 65-74 años y que el rango de 65 años y más de 75 constituyen un 17 ,4% de la muestra[lxxvii].

En un estudio realizado por Fernández-Ballesteros en Barcelona, España el 68% de las personas mayores de 65 años informan no consumir alcohol, sin embargo el grupo de edad de 65-70 es el de mayor consumo y la bebida alcohólica más utilizada es el vino (31,20%). Se trata de la única bebida que mantiene su porcentaje de consumo casi constante hasta más de los 81 años, lo que constituye una diferencia cultural de peso, pues en el caso de la población estudiada la bebida más consumida es la cerveza y el whisky, lo que concuerda con otros estudios realizados en Latinoamérica. Asimismo, en un 25% de los casos con deterioro cognitivo hay historia de alcoholismo.[lxxviii] [lxxix]

Investigaciones anglosajonas describen resultados que se asemejan a los obtenidos en la población analizada. Cabe destacar los de Morton, Jones y Manganaroa quienes detectaron un 36% de mayores de 65 años (varones y veteranos de guerra) con criterios DSM-Ill-R de abuso y/o dependencia de alcohol, de los cuales un 23% aún mantenía estos criterios, y los de Moore, Fleischman, Morgenstern y Beck quienes discriminan positivamente un 23,7% de sujetos alcohólicos entre mayores de 55 años, otros estudios precedentes hablan de un 17% de alcohólicos en estas poblaciones diagnosticados con marcadores biológicos como el Volumen Corpuscular Medio y la GGT (glutamiltranspeptidasa).

No obstante, estudios más actuales, como el desarrollado por el Departamento de Medicina de Familia de Ohio en 1997, detectaron en población mayor desde un 5,4% de alcohólicos hasta un 14%, diferencia bastante significativa que impide tener una imagen concreta del problema. Por su parte en otro estudio realizado por Gambit en 1997 señala solo un 3-15% en la comunidad, 18% en consultas ambulatorias y 44% en residencias, lo que denota que las diferencias también pueden estar relacionadas con el hábitat del individuo. En Francia, las cifras ascienden hasta casi el 10% de la población general, mientras que en Estados Unidos el 14% de los mayores de 60 años consumen habitualmente dosis elevadas. Las estadísticas actuales muestran resultados que minimizan la existencia de dependencia alcohólica en el anciano, aparentemente se trata de un problema menor debido a su baja frecuencia. Sin embargo, la escasa sensibilidad de los instrumentos de cribado, detección y encuestas, el hecho de que tan sólo un 25% de los ancianos con problemas de alcohol sea identificado y que clínicamente un 25% sea atendido en centros especializados, sugieren indicar una desatención selectiva ante un problema real; por ello tal vez se hable de la resistencia de los ancianos alcohólicos a ser identificados, clasificados y tratados[83].

Tabla 3. Ancianos según comportamiento de síntomas de la enfermedad adictiva al alcohol.

Tipo de Síntoma	**Número**	**%**
Dependencia Psicológica	78	100
Tolerancia aumentada	34	43.58
Tolerancia invertida	56	71.79
Pérdida de capacidad control	78	100
Abstinencia. Leve	19	24.35
Abstinencia Moderada	40	51.28
Abstinencia Grave	15	19.23
Consumo sin pensar en las consecuencias	78	100
Disminución Capacidad de disfrute	78	100

Nota: El porciento se establece en relación con N=78.

Los síntomas que con mayor frecuencia se detectaron fueron: dependencia psicológica, pérdida de capacidad de control, consumo sin prever consecuencias y disminución de la capacidad de disfrute, los cuales se presentaron en el 100%. En relación con la tolerancia se pudo determinar que en el 71.79% aparece invertida, mientras en el 43.78% se encuentra aumentada. Al analizar el comportamiento de la abstinencia se detectó que en el 51.28% padece de síntomas moderados y el 24.35% refirió manifestaciones leves. La abstinencia grave solo se determinó en el 19.23%

Los síntomas que con mayor frecuencia aparecen en la muestra estudiada se asocian con estadios avanzados de la enfermedad, lo que quiere decir que los pacientes estudiados son en su mayoría individuos que tienen una larga historia del consumo o que dada la mayor repercusión del alcohol en el organismo deteriorado de los ancianos, estos signos de enfermedad avanzada aparecen de forma más temprana.

El autor WL Adams y colaboradores en un estudio epidemiológico sobre el consumo de alcohol en ancianos plantea que los síntomas del alcoholismo en la tercera edad pueden ser menos frecuentes que en el resto de la población, sin embargo cuando están presentes tienden a ser de mayor intensidad debido al deterioro de la edad acelerado por el consumo de la sustancia.[lxxx]. Una de las mayores dificultades que establece el diagnóstico en la tercera edad es el de asumir por el individuo o la sociedad la enfermedad adictiva, lo cual se convierte y es evaluado severamente como un problema moral, el problema diagnóstico se acentúa con la utilización de instrumentos o tests, como queda demostrado por Orgagozo, Dartigues y Lafortlo quienes utilizaron además la técnica de entrevista y lograron detectar un 41% de bebedores ligeros, 12% de moderados y 3% de severos, al igual que Zohoorit quien determinó su prevalencia más elevada a 60-69 años [30, 38].

Según Salzman, Van der Kolk y Shader, son precisamente los problemas sociales los que más deben tenerse en cuenta en los alcohólicos de edad, ya que los signos y síntomas somáticos son más leves, tal vez, por la reducida tolerancia o la diferente metabolización del etanol, lo que conduce a una ingesta menor. Ahora bien, se hace particularmente compleja la evaluación del alcoholismo en el anciano debido a que suele negar o minimizar el problema y, por tanto, se requiere de informaciones cruzadas (por ejemplo, tomadas de la fuente familiar) o adicionales (información psicosocial) e incluso tangenciales a los aspectos clínicos principales (información de otros especialistas). Igualmente, deben recogerse en un apartado especial los síntomas propios de un cuadro neurodegenerativo que son acentuados por el alcohol[lxxxi]

Tabla 4. Ancianos según convivencia

	Antes de la intervención	
Personas con las que conviven	**Número**	**%**
Solo	21	26.92
Pareja	8	10.25
Pareja e hijos	34	43.58
Hijos	0	0
Otros familiares	15	19.23
Amigos	0	0
Familias sustitutas	0	0
Total	78	100

En cuanto a la convivencia se pudo detectar que el mayor número 43.58% se establece para pareja e hijos, seguido de los que vivían solos con el 26.92% y otros familiares con 19.23%. Los que vivían solos con su pareja solo representaron el 10.25% y ningún caso refirió vivir solo con sus hijos, amigos o familias sustitutas.

La mala convivencia ha sido uno de los factores de riesgo más asociado al consumo de alcohol en los diferentes grupos de edades, los cuales se refieren básicamente a la mala convivencia sobre todo en etapas de la adolescencia o adultez. Sin embargo en la tercera edad hay que asociar la falta de convivencia o soledad y lo que se pudiera llamar "convivencia no idónea", la cual se establece con familiares no adecuados según la opinión del anciano. En estas edades más que en otras es muy importante la valoración que hace el individuo sobre "con quien quiere o no convivir", lo que se traduce objetivamente en "con quien quiere pasar los últimos años de su vida". Esta evaluación generalmente el anciano la establece en función de la historia vivida y del componente afectivo que deposita en la persona elegida.

En la sociedad actual los ancianos no siempre tienen la posibilidad de elegir con quien convivir, la necesidad de producir para alimentarse y mantener a la familia ha devenido en la tarea fundamental de la familia, la obligación de educar a los hijos menores por considerarlos más necesitados ha desplazado a un segundo o tercer plano la atención y cuidado del anciano. Este desplazamiento genera la crisis de: "quién puede cuidar al viejo", determinante que establece con quien va a vivir el anciano. En este tipo de decisiones ni siquiera se tiene en cuenta la opinión del interesado, así el anciano acata pero no acepta. Es entonces que la convivencia no adecuada deviene en un factor de riesgo importante en la tercera edad como causa de consumo ante la necesidad de alivio de sentirse desplazado y obligado a vivir con quien no desea.

Al establecer el consumo como vía de escape, las relaciones de convivencia ya deterioradas se agravan por el daño que la sustancia impone. Aunque pocos son los estudios que han analizado esta variable en el anciano alcohólico, existen datos que plantean la mala convivencia que se establece, la cual se refiere únicamente a la soledad. Cabe la duda si esta soledad ha sido la causa de consumo o ha sido consecuencia del consumo ante la imposibilidad de la familia para manejar las alteraciones de conducta del anciano bebedor.

Los datos consultados no concuerdan con los obtenidos en el presente estudio, sin embargo es valido señalar que dichos resultados se refieren a población europea, donde la tendencia social es a la no convivencia multigeneracional, todo lo cual es favorecido por las condiciones socioeconómicas de disponibilidad de inmuebles, la accesibilidad a las fuentes de trabajo desde temprana edad y al estatus económico elevado de muchos ancianos como fuente de independencia. Estos factores no son los que con mayor frecuencia se describen desde el punto de vista socioeconómico en América Latina donde los patrones idiosincrásicos y la necesidad económica obligan al desarrollo de familias ampliadas y multigeneracionales, lo cual puede justificar que la soledad no sea una de las variables de mayor porcentaje en el presente estudio.[lxxxii]

Tabla7. Ancianos según modalidad de inicio

Modalidad de inicio	**Número**	**%**
Siempre consumió igual	9	11.53
Aumentó el consumo después de los 60 años	62	79.48
Comenzó la ingesta después de los 60 años	7	8.97
Total	78	100

En el análisis de la modalidad de inicio se pudo determinar como elemento significativo que el mayor valor se asocia con los ancianos que reconocen haber aumentado el consumo al llegar a la tercera edad, mientras el 11.53%

reconoce siempre haber bebido de igual manera. Solo 8.97% refiere haber comenzado la ingesta después de los 60 años.

Estos datos no coinciden con lo que plantea el Doctor Camilo Verruno, Director del Programa Nacional de Control del Uso Indebido del Alcohol (CUIDA), Secretario de la Comisión Nacional de Alcoholismo y profesor adjunto de Salud Mental de la Facultad de Medicina de la Universidad de Buenos Aires (UBA), quien plantea que en las personas mayores de 65 años el alcoholismo puede adoptar dos formas: la forma terminal de la alcoholización que se caracteriza por la dependencia física, y a la que las personas mayores llegan luego de "una larga carrera" de 10, 15 ó 20 años de beber en forma constante (pero acompañada de una alimentación regular que permite la sobrevida). "Estos alcohólicos crónicos suelen estar bastante deteriorados y presentan signos característicos como la pérdida de la memoria y demencia, entre otros", y la forma más común que es el caso de los abusadores los cuales son personas mayores con una mala situación socioeconómica, que viven solas y que suelen ser rechazadas por sus familias; ellos recurren al alcohol (generalmente de mala calidad) para obtener el efecto droga. Utilizan una sustancia adictiva como el alcohol para escapar de una realidad que no pueden asumir".[lxxxiii]

A criterio del autor es importante, además de señalar estas formas clásicas de consumo, incluir el acápite de aumento de frecuencia o cantidad después de la tercera edad, lo cual además de constituir un dato importante para el diagnóstico, contiene aspectos que pueden orientar hacia las posibles causas del consumo, lo cual constituye un elemento de peso para establecer el manejo psicoterapéutico del paciente. Por otra parte desde el punto de vista clínico un paciente puede haber estado consumiendo alcohol durante la etapa previa a la tercera edad sin que haya sido un adicto a la sustancia, fenómeno que sí puede desarrollarse al aumentar el consumo o con el deterioro físico propio de la edad.

Tabla 8. Ancianos según tipo de bebida que consumen

TIPO DE BEBIDA	Número	%
Ninguna	0	0
Cerveza	64	82.05
Menos de 5	0	0
De 5 a 10	25	32.5
+ de 10	40	51.28
Ron o Whisky	57	73.07
- 1 botella	0	0
De ½ a 1 botella	29	37.17
+ de 1 botella	29	37.17
Vino	0	0
Aguardiente	0	0
Bebidas no industriales	0	0

Nota: Los porcientos se establecieron en función de N=78

En cuanto al tipo de bebida se detectan valores bastante similares para la cerveza y el Ron o Whisky con cifras de 82.05% y 73.03% respectivamente. En ninguno de los casos encuestados se recoge la ingestión de vino, aguardiente o bebidas no industriales. Estos resultados responden a patrones idiosincrásicos y culturales de la región y no coinciden con resultados de países europeos quienes refieren que en casi la totalidad de la muestra estudiada la bebida más consumida fue el vino[70].

Según Fernández-Ballesteros en su estudio realizado en Barcelona, la bebida alcohólica más utilizada es el vino (31,20%); además, se trata de la única bebida que mantiene su porcentaje de consumo casi constante hasta más de los 81 años, en que prácticamente es la única presente (mientras que consume vino un 26,9%, la cerveza sólo lo hace un 3,80%)[78]..

Al analizar la cantidad habitual de consumo según tipo de bebida se registraron niveles para el caso de la cerveza del 51.28% para más de 10 botellas y el 32.5% para de cinco a diez, en ninguno de los casos se registran cantidades menores. En el consumo de ron o whisky se determinaron valores similares para media botella a una botella y para más de una botella con el 37.17% para cada uno. Este patrón de consumo guarda relación con el que se establece para la población en general y no el que se espera en la tercera edad.

Tabla 9. Ancianos según frecuencia diaria de consumo de alcohol

Cantidad de días	Número	%
1 día	0	0
2 días	0	0
3 días	37	47.43
4 días	8	10.25
5 días	0	0
6 días	14	12.823
7 días	19	24.36
Total	78	100

En las encuestas realizadas se pudo determinar en relación con la frecuencia diaria que el 47.43% refieren beber solo tres días a la semana, mientras que el 24.36% refirió hacerlo todos los días. Valores menos significativos se registran para los seis días con el 19.23% y los cuatro días con 10.25%. En el caso de la frecuencia de cinco, dos y un día a la semana se registraron valores de cero.

Tabla 10. Ancianos según frecuencia semanal de consumo de alcohol

Cantidad de semanas	Número	%
1 semana	0	0
2 semanas	7	8.97
3 semanas	4	5.12
4 semanas	67	94.87
Total	78	100

Para la frecuencia semanal se detectó que el 85.89% ingiere bebidas alcohólicas todas las semanas, mientras que solo el 8.97% lo hace dos semanas. En el caso de tres semanas se registran valores poco significativos del 5.42% y para una semana no se registra ningún caso.

Tabla 11. Ancianos según frecuencia mensual de consumo de alcohol.

Cantidad de meses al año	Número	%
Cada 2 meses	0	0
Cada 3 meses	0	0
Cada 5 meses	0	0
Cada 6 meses	0	0
Cada 7 meses	0	0
Cada 8 meses	14	12.823
Todos los meses	74	94.87
Total	78	100

En la frecuencia mensual se pudo determinar que casi la totalidad de la muestra representada por el 94.87% ingiere bebidas alcohólicas durante todos los meses. Solo un 5.12% refirió una frecuencia de cada 5 meses, para los demás rangos la frecuencia determinada es de cero. Estos resultados alarmantes se justifican por el consumo habitual de la población, con elevada tolerancia incluso a las alteraciones de conducta y comportamiento que denotan la presencia de dificultades con el consumo, este alto nivel de tolerancia es lo que otorga cierto nivel de falsa inmunidad ante los síntomas de la enfermedad o complicaciones del consumo excesivo[lxxxiv].

Tabla 12. Ancianos según síntomas psíquicos presentados

Tipo de síntoma	Número	%
Depresivos	68	87.17
Ansiosos	78	100
Angustia	72	92.30
Ideas suicidas	26	33.33
Sin síntomas	0	0

Nota: Los porcientos se establecieron en función de N=78

En cuanto a la presencia de síntomas o malestares psíquicos en el 100% de casos se refería ansiedad, y llegaban a presentar crisis de angustia en el

92.3% de casos. Se detectó la presencia de manifestaciones depresivas en el 87.47% que llegó a la idea suicida en el 33.33% de los pacientes. Los trastornos afectivos tienen una elevada proporción en la muestra estudiada, lo cual puede constituir una de las razones principales del consumo vía evasiva, sintomática, o constituir secuelas del alcohol.

Según el Plan Nacional sobre Drogas en España entre las principales demandas relacionadas con la ingesta de alcohol en el paciente anciano se encuentran: abandono del cuidado personal, anorexia, agresividad, tentativas de suicidio, ansiedad y depresión [41].

Los trastornos que aparecen en la tercera edad tienen características propias, distintas a las de otras etapas de la vida. En lo que podría denominarse un envejecimiento normal, el individuo se va adaptando sin problemas a su nueva situación, pero, si no es así y además, se presentan circunstancias muy adversas, el anciano se descompensa y entra en un estado donde enfermedades orgánicas y psíquicas conforman un conglomerado capaz de causar o precipitar su desenlace fatal.

Las reacciones de adaptación a los problemas personales que aparecen en esta edad (duelos, pérdidas, dolores físicos, trastornos del sueño, etc.) los hacen más vulnerables a la enfermedad mental y al consumo de forma particular de aquellas sustancias socialmente aceptadas, a lo que se suma como elemento causal, las múltiples enfermedades que padecen y la polifarmacia.

Por otra parte, a pesar de la elevada frecuencia con que se presentan los trastornos afectivos en los ancianos, el sesgo que presentan los médicos en la atención de estos pacientes hace que, muchas veces, la depresión y la ansiedad sean consideradas como parte de envejecimiento normal. El diagnóstico preciso puede ser especialmente dificultoso por la gran superposición de sus síntomas con los cuadros de origen orgánico asociados tanto a enfermedades físicas, como a los tratamientos utilizados. Los síntomas pueden ser interpretados como secundarios o estar atenuados por el efecto de dichos medicamentos, a lo que se suma como agravante la incomprensión de familiares o peor aun la soledad, lo que entorpece la observación clínica paralela que en muchos casos es la que mayor información aporta y orienta hacia su diagnóstico.[lxxxv lxxxvi lxxxvii].

Los trastornos de ansiedad y depresión son, como grupo, las enfermedades mentales más comunes, con una prevalencia de un mes del 7,3% en adultos de todas las edades. En adultos mayores de 65 años esta prevalencia mensual baja al 5,5%; se acerca al 20% en un período de 6 meses y al 35% en el ciclo vital[lxxxviii], En las estadísticas norteamericanas, al menos el 12% de los adultos mayores que viven en la comunidad tienen un trastorno mental diagnosticable, se estima que del 15 al 25% de los 28 millones de norteamericanos mayores de 65 años tiene problemas mentales significativos[lxxxix].

La depresión ansiosa es la forma de presentación más común de la ansiedad en la vejez y el 95% de los ancianos deprimidos presentan síntomas de ansiedad que muchas veces enmascaran una depresión: dificultad de concentración, astenia, molestias gastrointestinales, irritabilidad, trastornos de memoria, nerviosismo, dolores, trastornos de sueño y tensión [xc], [xci], [xcii], [xciii].

Tabla 13. Ancianos según percepción de disfunción familiar

Tipo de disfunción familiar percibida por el anciano	Número	%

Discusiones familiares	64	82.05
Soledad	73	93.58
Mala convivencia	64	82.05
Insatisfacción por problemas económicos	71	91.02

Nota: Los porcientos se establecieron en función de N=78

En cuanto a la percepción de su situación familiar disfuncional en el 93.58% se refirió soledad y en el 91.02% se refirieron deficiencias económicas. Dentro de las deficiencias económicas detectadas para la tercera edad se incluyen las determinadas en el análisis de salud realizado en el 2007 ya citado en acapite anterior.

Para las discusiones y la percepción de mala convivencia se registran valores de 82.05%. En un estudio francés realizado por Van Der Pol en el departamento de atención de emergencias a personas de la tercera edad de un Hospital de París, se evaluó la repercusión del alcoholismo en la tercera edad, observando a 128 ancianos que precisaron ayuda médica debido a las consecuencias directas o indirectas del consumo alcohólico abusivo. Según los resultados, en el 86% de los casos existen factores psicológicos - familiares que contribuyen al mantenimiento del consumo, viven solos o son personas con serias dificultades en la comunicación y en sus relaciones afectivas[xciv].

Resultados que coinciden con los datos obtenidos en el presente estudio, lo cual se justifica por que en América Latina la familia constituye la estructura sobre la cual se apoyará el anciano para pasar los últimos días de su vida. Es esta sensación de finitud sobre la vida lo que determina muchas veces que el anciano tienda a ser hipercrítico para con sus familiares y establezca conductas extremas ante situaciones poco importantes. No obstante, aun cuando esta percepción sea de carácter subjetivo en el caso del anciano es necesario explorar la causa de su percepción la cual en muchos casos responde a necesidades no satisfechas, no confesadas. Es importante en estos casos además, explorar las razones de esta limitación en la comunicación

Tabla 14. Ancianos según crisis de la tercera edad

Tipo de crisis	**Número**	**%**
Crisis de identidad	78	100
Crisis de autonomía	78	100
Crisis de pertenencia	78	100

Nota: Los porcientos se establecieron en función de N=78.

Las crisis de la tercera edad en el caso de la muestra estuvieron presentes en el 100% de los pacientes con una distribución uniforme para las tres variantes analizadas. Todos los autores consultados independientemente del área geográfica coinciden en plantear que las consecuencias psicosociales del envejecimiento se expresan en diferentes crisis. [32, 68, 70, 77]

Dentro de estas crisis la que con mayor frecuencia se presenta es la identidad, la cual se define en relación con la imagen que la persona tiene de sí misma, la cual sufre ahora un cambio por las pérdidas que enfrentan en cuanto a posición, poder, independencia y capacidades, en resumen por la decadencia general, se constata mediante los cuestionamientos que el individuo hace sobre quién es, qué ha hecho con su vida, sus expectativas, sus principios y valores.

Este tipo de crisis aparece entre otras razones por el sentido utilitarista con que el anciano se mide a si mismo y a la vez con que es medido por familiares, amigos y sociedad en general, lo cual se interpreta como el comienzo de su final. La crisis de autonomía puede aparecer además de forma paralela a la pérdida de las facultades que el anciano va sufriendo y a las cuales asiste de forma conciente con evidente realismo[64].

Otra de las crisis que aparecen con mayor frecuencia en el anciano son las de pertenencia. Esta aparece relacionada con el grupo por el cual se vive se trabaja se ama y que proporciona la razón de ser. Cuando alguien siente que es un estorbo para sus cercanos, que ha dejado de ser importante para los demás y no vale nada, es lógico que viva la impresión de ser una carga inservible, se va produciendo un sentimiento de desarraigo y despego hacia las razones para vivir de forma tal que la muerte comienza a ser percibida como un alivio y el alcohol el vehículo idóneo para lograr el final haciéndolo menos doloroso y hasta placentero.

Tabla 15. Ancianos según carencias de la tercera edad

Tipo de carencia	**Número**	**%**
Seguridad	78	100
Amor y afecto	78	100
Sentido de la vida	78	100
Sentido de utilidad	78	100

Nota: Los porcientos se establecieron en función de N=78

Al analizar las carencias más frecuentes en la tercera edad se observó un comportamiento similar a las crisis, lo cual corrobora el dato anterior, son estas carencias las que de manera básica determinan la aparición de las crisis. Las carencias de seguridad, amor y afecto, sentido de la vida y sentido de utilidad estuvieron presentes en el 100% con iguales resultados para cada una.

El anciano debe experimentar la seguridad de que no será abandonado, y de que contará con los recursos económicos, habitacionales y de salud necesarios para vivir con dignidad el tiempo que le quede de vida. Saber que será atendido con dignidad hasta el último día de su vida, es fuente de seguridad, estabilidad y sanidad para todo individuo. La persona mayor tiene derecho a sentir que se cuenta con ella, que es respetada y valorada por sí misma, tiene derecho hasta el último de sus días a una vida que tenga sentido.

Tabla. 16 Ancianos según presencia de mitos populares sobre los efectos del alcohol.

Tipo de mito	**Número**	**%**
Beneficioso para la salud	78	100
Beneficioso para el sexo	78	100
Beneficioso para las relaciones sociales	78	100
Imagen de enfermedad	78	100

Nota: Los porcientos se establecieron en función de N=78

Los mitos más frecuentes en la comunidad fueron: beneficios para la salud, beneficios para la sexualidad, beneficios para las relaciones sociales e imagen de la enfermedad, en la muestra estudiada se pudo determinar que éstos también estaban presentes en la totalidad de los entrevistados.

Estos resultados están directamente relacionados con la presencia de creencias populares que han estado presentes dentro de la población desde tiempos inmemoriales, los cuales han continuado vigentes a partir de las interpretaciones erróneas e incluso de criterios médicos sin bases científicas probadas. El hecho de distribuirse de forma similar en diferentes edades habla de la relación hereditaria intergeneracional con que se transmiten, es normal que los más jóvenes den por cierto aquello que escuchan de sus mayores, como mismo aprenden sus actitudes incorporan sus justificaciones para actuar. Prueba de lo anterior se encuentra según datos del Proyecto Venezuela, en que el 44% de los adolescentes de 13 a 16 años y el 61% de 17 a 20 años consumen alcohol. Así también, se observa que el mayor consumo en los adolescentes de 13 a 17 años, es en los estratos sociales bajos como es el caso de la población analizada en este trabajo donde priman mitos y creencias similares a las de sus padres[xcv].

Es importante señalar que estos mitos se encuentran mayormente reforzados por el tipo de cultura existente en el país donde ni siquiera consideran al alcohol como una droga y las intoxicaciones (borracheras, aguaceros, peas) son interpretados como episodios simpáticos. En el caso de los daños que aparecen a largo plazo, generalmente lo relacionan con deficiencias de la persona y no por la acción del tóxico[xcvi].

Los datos no coinciden con estudios realizados por otros autores cubanos los cuales refieren como principal causa de ausencia del mito el conocimiento real de la información debido a las actividades educativas que en este sentido se realiza a nivel de atención primaria por el medico de familia y en otros niveles de atención por el personal de salud, actividades a las cuales se suman las masas en general y el estado a través de los medios de difusión masiva[32. xcvii].

En Venezuela este tipo de campañas no se realiza por el escaso desarrollo del sistema público de atención sanitaria, cuya política de salud no estaba encaminada a favorecer a los sectores más pobres de su población, específicamente en ésta donde se desarrolla el estudio. Por otra parte es una sociedad donde prima el consumismo como estilo de vida, donde las autoridades estaban más interesadas en ganancias económicas que sanitarias y los medios desarrollaban campañas a favor del consumo de alcohol dirigida a todos los sectores de la población[xcviii].

Los resultados obtenidos coinciden con los descritos en una investigación realizada en 1998, en España, a padres con hijos entre 12 y 14 años, donde se encontró que el 63,8% creían que el consumo de bebidas alcohólicas aportaba una serie de beneficios tanto físicos como psíquicos y sociales[xcix]. También Díaz y Ferri plantean que los alcohólicos además de los factores de riesgo de tipo individual y familiar, están expuestos a costumbres, modas culturales y mitos sobre el consumo.[c]. En otra investigación realizada por Alonso en 1999 en San Juan del Rey, Minas Gerais, se constató que en algunos sujetos alcohólicos ofrecían respuestas referentes a que el alcohol estimula el sexo, elimina la timidez, da coraje, como expresión de los mitos que rodea al alcoholismo, para los cuales la existencia de los mitos sirve para justificar la conducta [ci]

Desde el punto de vista neurobioquímico está demostrado que el alcohol influye en la conducta sexual irresponsable porque la sustancia actúa principalmente en el lóbulo frontal, lo que provoca la alteración de las capacidades de juicio y autocontrol, trayendo como consecuencia la modificación de la percepción y conductas de la persona. Es conocido que pequeñas dosis de alcohol (1 a 2 copas), desinhiben y facilitan las relaciones sociales y es por esto que muchas personas tímidas se valen de esta sustancia, pues se hacen más conversadoras y por instantes logran alejar sus temores a interrelacionarse. Es lo que se conoce como reforzadores positivos e la sustancia, los cuales determinan el carácter adictivo de la sustancia desde el punto de vista psicológico. Estos mitos además se ven reforzados por la desinformación sobre la sexualidad que existe en las sociedades donde el machismo abarca la esfera sexual y le exige al hombre un rendimiento generalmente superior a sus capacidades normales.

Tabla 17. Ancianos según creencias populares sobre los efectos del alcohol.

Tipo de creencia	**Número**	%
Retarda la eyaculación	78	100
Mejora la erección	78	100
Ayuda a resolver problemas	78	100
Ayuda a enfrentar problemas	78	100
Mejora la comunicación	78	100
Quita la pena	78	100

Nota: Los porcientos se establecieron en función de N=78

Se detectó la presencia en el 100% de todas las creencias populares, hecho que justifica y corrobora la presencia de los mitos anteriores ya que los mismos se sustentan sobre el conjunto de creencias erróneas que pueda tener la población y que se han ido transmitiendo fortaleciendo y estructurando de generación en generación, lo que quiere decir que los ancianos han recibido de generaciones anteriores este tipo de creencias pero más importante aun es que las han transmitido a sus descendientes[99].

Fase de intervención. Implementación de la estrategia:

Esta fase de la investigación se desarrolló partiendo de la premisa que plantea que el abordaje multifactorial es el idóneo para tratar la enfermedad. Es por ello que las intervenciones comunitarias constituyen el método idóneo para actuar sobre las enfermedades adictivas en sus diferentes niveles: prevención primaria, secundaria y terciaria, ya que permite impactar en sentido multidireccional con respecto al individuo, la familia y el medio que le rodea.

La intervención comunitaria permite evaluar y manejar los factores extrínsecos, entiéndase: sociales, económicos, laborales, familiares y culturales, entre otros, que intervienen en la aparición y desarrollo de la enfermedad. También favorece el conocer y tratar los aspectos: psíquicos, físicos que tipifican al individuo y que conforman el sustrato que origina el inicio y mantenimiento del consumo para desarrollar la enfermedad. Esta individualización en el abordaje de la enfermedad es de suma importancia, ya que en las adicciones también se cumple la máxima de que "no existen enfermedades si no enfermos". A pesar de existir un sustrato común para todos los adictos no se podrá enfrentar la enfermedad de manera efectiva desde una perspectiva generalizadora sin tratar las particularidades.

La metodologia seguida para desarrollar la presente estrategia se basa en los criterios planteados por diferentes autores cubanos especialistas en la temática, dentro de los cuales se pueden citar: Dra. Leonor Jiménez Canga y su conferencia "El enfoque estratégico en la planificación de intervenciones. Algunas consideraciones para su aplicación en el nivel local de salud dictada en 1996", la MsC Bertha González Valcárcel en su conferencia "Participación comunitaria. Cómo lograr la participación comunitaria" dictada en el dossier de la Maestria en Promoción y Educación para la Salud de la Escuela Nacional de Salud Pública Ciudad de la Habana, Dr. Pastor Castell Florit-Serrate en su conferencia "Intersectorialidad y sistemas de salud. Experiencia cubana", dictada en la Escuela Nacional de Salud Pública en el año 2003 y la Dra Giselda Sanabria Ramos con el tema "Tendencias de la Promoción y la Educación para la salud en Cuba y el mundo [6 57 67] [cii].

Como base teórica se utilizaron los conceptos de:

- promoción de salud:
- prevención de enfermedades
- recuperación del enfermo
- rehabilitación

La intervención que se aplicó a la población es de tipo mixta ya que hace promoción de salud en cuanto al consumo de alcohol y sus consecuencias en el adulto mayor, en la familia y la población en general, a la vez facilita la recuperación del paciente bebedor y su familia, ya que tiene como uno de sus objetivos modificar los patrones de consumo en cuanto a disminuir la graduación de bebida que se consume, la frecuencia y la cantidad, favorece la prevención de las complicaciones de la enfermedad en los pacientes consumidores y en el resto de la familia, previene la aparición de la enfermedad mediante el conocimiento de los síntomas y la desestructuración de los mitos populares que facilitan el contacto con la sustancia, ya que estos mitos devienen en reforzadores positivos de la sustancia y actúan como facilitadores del consumo en el resto de la población. A la vez que se recuperan las familias dañadas por el hábito alcohólico de uno de sus miembros, se hacen intervenciones encaminadas a mejorar el abordaje del anciano dentro de la familia.

En cuanto a la prevención primaria se proponen actividades encaminadas a lograr cambios de actitudes en cuanto a la tolerancia social frente al consumo de alcohol y sobre los principales mitos que actúan como motivaciones y facilitadores del inicio y mantenimiento del consumo, a la vez se actuó sobre la percepción del anciano, su entorno familiar, carencias y necesidades no resueltas con vistas a mejorar su satisfacción para con su vida y su lugar dentro de la familia. De esta forma se trató de disminuir las disfunciones como elementos causales de malestar psíquico que predispone al consumo de la sustancia en busca de apoyo, evasión o alivio.

En cuanto a prevención secundaria y terciaria se desarrollaron actividades encaminadas a disminuir el impacto de la enfermedad alcohólica y prevenir la aparición de complicaciones en pacientes de la tercera edad que son consumidores habituales o adictos mediante la disminución del consumo. Se ofrecen al paciente y a la familia herramientas psicológicas para enfrentar y prevenir las recaídas, a la vez que se previene la aparición de la enfermedad en otros miembros de la familia y en la población en general.

La operacionalización de la promoción de salud tuvo como objetivos la transformación de las políticas sanitarias en cuanto al consumo de alcohol y la atención al anciano, el fortalecimiento de la infraestructura sanitaria con la utilización adecuada de los servicios de la Misión Barrio Adentro: Centros Diagnósticos y Clínica Cardiológico especializada, así como los servicios del Hospital Rassetti.

Acciones encaminadas a desarrollar la participación comunitaria.

Como una de las acciones requeridas para la participación comunitaria se describe por González Valcárcel la necesidad de que **la comunidad conozca el papel que va a jugar dentro del proceso,** para lo cual se realizó un encuentro inicial con toda la comunidad y se solicitó el criterio sobre la situación y problemática de los ancianos en el área, de forma específica a los que consumían alcohol.

Se procedió a impartir una charla informativa y educativa sobre las complicaciones psíquicas, fisicas y sociales del alcoholismo y la gravedad en la tercera edad como factor que interfiere con el nivel de supervivencia y la calidad de vida del anciano, su familia y la comunidad en general, con lo cual se les aportó a todos los miembros de la comunidad los elementos necesarios para que asumieran el alcoholismo en el anciano como un problema de salud, se contó de esta forma con con la **voluntariedad** de toda la población para realizar acciones de salud encaminadas a mejorar el problema.

Tomando como punto de partida los criterios para la participación comunitaria establecidos por G. Sanabria, **la identificación y preparación del personal que participaría en la intervención**, se identificaron en la comunidad los **líderes formales** ya conocidos: representantes del Comité de Salud, trabajadores sociales y representantes del Consejo Popular de la zona.

A su vez como otro requerimiento planteado por la misma autora fueron **identificados los líderes no formales de la comunidad**, se seleccionó de cada grupo religioso los agentes reconocidos: Testigos de Jehová, católicos y evangélicos respetados por la comunidad, así como los individuos que ocupaban cargos dentro del Consejo de vecinos y Consejo comunal. Además se seleccionaron los líderes no formales que sin ocupar responsabilidades dentro de la población eran reconocidos y respetados.

En total se trabajó con cuatro representantes del Comité de Salud, dos miembros del Consejo Comunal, seis líderes religiosos y nueve líderes informales. Es válido señalar que de los 21 líderes identificados, ocho no estaban integrados al proceso revolucionario, pero sí estaban interesados en mejorar las condiciones y calidad de vida de los miembros de la comunidad. Se desarrollaron tres sesiones de tipo orientadoras sobre la propuesta a desarrollar, donde se distribyó además las actividades que debian realizar cada uno de ellos y en conjunto, cumplimentando así el requisito de **formación y preparación** de los diferentes factores a participar [57]. (Anexo XIII)

El **clima politico** en el país aporta condiciones propicias para desarrollar ese tipo de acción ya que se han dictado toda una serie de normativas encaminadas a favorecer la salud de todo el pueblo como un derecho sin distinciones, sin embargo como todo cambio social que antecede el cambio de mentalidad de la población, existen en el área diferentes afiliaciones políticas lo cual constituyó en un inicio un obstáculo para la integración de todos las factores propuestos a participar en la misma.

A las diferencias en la afiliación política se sumaron las creencias religiosas, lo cual dificultó la cohesión en los líderes. En función de cumplimentar con la **concienciación, integración y autorización** requerida según Sanabria, quien las describe como elementos básicos para la participación comunitaria, se hizo necesario prolongar las actividades por más tiempo del programado para desarrollar charlas de contenido social, donde establecer como meta común el bienestar de la población y el rescate del anciano dentro de la comunidad, atenuar las contradicciones y facilitar el desarrollo de las actividades.

En función de **atenuar el impacto negativo del clima político, se procedió a dar una** tónica social y no política o religiosa a la intervención, lo cual viabilizó la participación de todo el colectivo, impidiendo con esto que la intervención fuera convertido en trinchera religiosa o política y blanco de los oportunistas y opositores dentro de la comunidad. De esta forma se logró **la utilización de los valores comunes** en función de resolver el problema de salud, todo lo cual contribuyó a la **consolidación del contexto social y comunitario** [57].

En un segundo encuentro con la comunidad se presentaron todos **los factores movilizados** en función de realizar la tarea, la dirección estuvo a cargo del investigador principal como representante del Ministerio de Salud, en este caso la Misión Barrio Adentro en la Comunidad

Una vez preparado y presentado el equipo se procedió a volcarlos en la comunidad para identificar las familias de mejor nivel socioeconómico y que estuvieran en condiciones y actitud de ayudar. Como muestra de la participación comunitaria activa, del total de familias analizadas y propuestas para intervenir, se seleccionaron 31, según criterios emitidos por los líderes, quienes mejor información tenían de estas familias por ser vecinos del área.

Se procedió a movilizar a todo el equipo para visitar a cada una de estas familias, se les explicó el trabajo que se estaba desarrollando y su importancia, de manera específica la posibilidad de colaborar con ropas y calzado, se solicitó el consentimiento del jefe de familia y demás miembros adultos. Del total de las 31 familias seleccionadas solo cuatro no estuvieron de acuerdo en colaborar, aludiendo razones políticas, las cuales fueron debidamente respetadas. El resto colaboró en función de obras de caridad para los ancianos necesitados, es válido señalar la importancia del componente religioso dentro de la comunidad, elemento que fue utilizado a favor del desarrollo de la actividad.

A estas 27 familias en condiciones y disposición de colaborar, se les explicó la situación de algunos ancianos que vivían en total aislamiento y la repercusión que tiene en un anciano la compañía y la identificación de figuras responsables sobre su salud y el intercambio afectivo. Así se logró estimular el **altruismo y los valores**, así como el **desarrollo de actitudes personales** en los miembros de la comunidad. Se les pidió su conformidad para actuar como familias sustitutas. Se obtuvo la aprobación de nueve familias, de éstas quedaron seleccionadas siete según criterios de funcionabilidad y capacidad de resiliencia, se procedió a invitarlas a las diferentes actividades del grupo y a representar a los ancianos necesitados, la selección se estableció por afinidad entre anciano -familia, ya que se conocían de convivir en la misma zona. [6, 67]

Para poder desarrollar esta fase se precisó de la **participación intersectorial**, para ello se realizó una primera reunión donde participaron todos los líderes comunitarios que intervinieron en la realización de la fase diagnóstica, el representante de SALUDANZ Dr: Alfredo Rodríguez, representante de la alcaldía Sr. Elías Moreno, Miembro del Consejo Comunal Ernesto Martinez, Superintendente de PDVSA Sr: Jesús Brito y Coordinador de la Parroquia por la Misión cubana Dr: Leoncio Fuentes Correa, como apoyo se citó a los miembros del Comité de Salud convocados por su coordinadora Sra. Ana Romero, a quienes se les **rindió informe** sobre la problemática de salud detectada en la fase diagnóstica. Se procedió a **explicar el plan de tareas planificadas** y encaminadas a la solución, las características, objetivos, importancia y repercusión de la investigación y se sometió a consenso la planificación de las actividades. Esta actividad se realizó con el objetivo de **incentivar la participación**

social e intersectorial, así como estimular la cooperación en el cumplimiento de las actividades. (Anexo XIV)

En esta fase se priorizaron las actividades encaminadas a disminuir el impacto de los problemas monetarios. Según aparece descrito en la literatura uno de los elementos que más se asocia al consumo es la escasez de recursos económicos a estas edades, por constituir causa de inseguridad o dependencia, lo cual se manifestó en la fase diagnóstica. Con el objetivo de atenuar esta deficiencia se desarrollaron las siguientes iniciativas:

Previa autorización de la alcaldía y respondiendo al **principio de intersectorialidad** se contactó con el responsable de transporte con el objetivo de garantizar la gratuidad del pasaje para los ancianos. Sin embargo en la práctica existió cierta irregularidad, presentando dificultades con algunos transportistas de autobuses. Fue necesario entonces realizar una asamblea con los choferes de las líneas asociados a la alcaldía, la cual fue precedida por el Jefe de transporte, el Miembro del Consejo comunal comprometido con la investigación y el investigador principal, donde se les participó el objetivo a seguir y se recogieron por escrito las inquietudes de los transportistas. Se tomó como acuerdo entregar tickets estudiantiles a los ancianos los cuales fueron donados de forma gratuita por la alcaldía. Estos tickets fueron entregados a cada uno de los ancianos según promedio de necesidades y debían ser entregados a los conductores en calidad y constancia de pago. Este procedimiento facilitó el cumplimiento del objetivo de la actividad sin afectar la ganancia de los choferes a quienes se les paga por la alcaldía el abono de estos tickets.

Otro factor muy relacionado con el nivel socioeconómico y con el estado de salud de los ancianos era el problema de la mala alimentación en cuanto a disponibilidad, cantidad y calidad. Con el objetivo de corregir este factor y corresponder con el **principio de intersectorialidad** se hizo la coordinación con cada uno de los comedores populares para inscribir a todos los ancianos incluidos en el estudio y garantizarles una dieta mejor balanceada. Esta posibilidad de mejora en la dieta favoreció su recuperación física, además de representar un ahorro en gastos de alimentos.

En el diagnóstico de salud desarrollado en el 2007 en el área de salud se pudo constatar un elevado número de ancianos que consumían grandes cantidades de medicamentos de última generación con precios elevados, lo cual generaba incumplimientos de tratamiento en cuanto a dosis y frecuencia con las consecuentes descompensaciones de las enfermedades crónicas no transmisibles, así como la aparición de sus complicaciones, aceleradas por el consumo de alcohol. Esta falta de disponibilidad y accesibilidad a la medicación en muchos casos generaba estados de inseguridad y miedo en el anciano en cuanto a su garantía de supervivencia y calidad de vida.

Para dar una solución al problema se procedió a realizar un censo en cuanto a tipo de enfermedad y tratamiento, con el fin de sustituir medicamentos costosos por otros de igual efectividad existentes en la misión, para lo cual se contó con el criterio de los especialistas pertinentes.

Se logró de esta manera asegurar la dosis mensual de todos los ancianos y disminuir sus gastos en medicamentos, lo cual facilitó una mejor evolución de la enfermedad y prevención de las complicaciones derivadas de la medicación insuficiente. Este proceder favoreció además el control y seguimiento de las enfermedades crónicas transmisibles, por el médico del área y por los diferentes especialistas, los cuales planificaron la asistencia regular a interconsultas. Al garantizar el cumplimiento de los tratamientos y el adecuado diagnóstico y seguimiento de enfermedades, se obtuvo como resultado una mejoría en el nivel de seguridad del anciano frente a sus enfermedades y su evolución, mejorar la esperanza de vida y disminuir el miedo como causa de malestar y búsqueda del consumo como alivio.

Se garantizó la atención estomatológica sistemática, se aseguró la evaluación por la oftalmóloga, de las diferentes enfermedades y se garantizó su tratamiento quirúrgico o correctivo mediante lentes a todos los ancianos que por primera vez recibieron estos servicios de salud, cumpliéndose con el principio de la multidisciplina, garantizándose la sistematicidad en la atención integral al anciano.

Además en este sentido se realizaron visitas programadas a los diferentes Centros de Diagnóstico Integral del municipio con el transporte garantizado, previa autorización con los respectivos directores con el objetivo de que el paciente y las familias constataran la posibilidad de recibir asistencia médica calificada y gratuita así como la posibilidad de medios diagnósticos, incluso de alta tecnología. A su vez se divulgó **la nueva política socialista de salud**. Estas acciones contribuyeron a atenuar las complicaciones del alcoholismo y prevenir su aparición, prolongar el índice de supervivencia sin discapacidades y disminuir los gastos de salud en atención al anciano alcohólico complicado

Como otras actividades comunitarias encaminadas a mejorar el nivel económico del anciano se procedió a la recogida y distribución de donaciones en las familias que tenían la posibilidad con vistas a mejorar el vestuario de los ancianos más necesitados. Se visitaron por los líderes identificados las familias de mejor nivel adquisitivo y se solicitó su colaboración en donaciones de prendas de vestir y de calzado. Se procedió a distribuir por los diferentes líderes los artículos donados a los ancianos más necesitados. Con esta actividad se logró disminuir los gastos económicos del anciano con menos recursos monetarios.

El superintendente de PDVSA donó un par de botas de seguridad a cada anciano.

Dentro de las actividades encaminadas al manejo de algunos factores sociales del anciano alcohólico y con vistas a **estimular la participación e integración de los diferentes elementos que componen e insiden en la comunidad** se desarrollaron las siguientes actividades:

Todos los ancianos fueron incluidos en el **Círculo de abuelos** con el objetivo de mejorar el nivel de socialización, evitar su alienación social y proveerlo de un grupo social de pertenencia, donde poder disfrutar sin necesidad de consumir alcohol y mejorar los malestares psíquicos. Se realizaron actividades productivas en ayuda de las familias necesitadas y actividades recreativas: fiestas, salidas a la playa a centros naturales de interés turístico. Además de acentuar la cohesión del grupo, el Círculo de abuelos constituyó un factor importante al disminuir muchos de los factores de riesgo de tipo social como es la utilización adecuada del tiempo libre, ausencia de grupo de pertenencia, aislamiento, soledad, falta de comunicación, de variedad en actividades culturales y de disfrute acorde a su edad, asi como la realización de ejercicios físicos para mejorar su salud y estado de bienestar.

Se procedió además a la ubicación de los ancianos solitarios y necesitados en las familias sustitutas con el objetivo de proveerlos de un marco referencial afectivo y de pertenencia, disminuir la soledad como factor de riesgo para el consumo, mejorar los síntomas de ansiedad, depresión, así como las ideas suicidas y las crisis de angustia, disminuir en la comunidad el rechazo a los ancianos y con carácter preventivo, sensibilizar a la comunidad con la problemática del anciano. Esta actividad se desarrolló con la participación directa de los líderes formales y no formales, previo consentimiento de aquellas familias que estuvieran de acuerdo en atender a los ancianos que no tuvieran familiares. En el caso de los siete ancianos solitarios o abandonados definitivamente por la familia se procedió a su ubicación en las familias sustitutas.

Se desarrollaron diferentes actividades con carácter terapéutico en función de desestructurar los mecanismos de la enfermedad, así como de manejar las manifestaciones clínicas y complicaciones con vistas a generar la necesidad de cambio en el paciente, abandono del consumo y la desestructuración de las creencias y mitos populares relacionadas con el consumo. Estas acciones además incidieron sobre el funcionamiento y percepción del anciano de su marco familiar.

Con el objetivo de analizar la problemática individual de cada familia y su anciano, mejorar la comunicación, la convivencia y el intercambio afectivo entre sus miembros, orientar a la familia de cómo tratar al geronte acorde a sus características específicas y adecuar los criterios del anciano a sus condiciones de vida reales, asi como para variar su percepción sobre las posibles disfunciones familiares, se realizaron reuniones con el anciano, con la familia y con ambos. Además se desarrollaron intercambios de análisis y discusión con todo el colectivo de pacientes y familiares donde se analizó la problemática común a todas las familias, lo cual permitió que cada familia pudiera establecer comparaciones entre su problemática y las de otras, así como estimular la cohesión de grupo, atenuar la disfunción familiar como causa de malestar psíquico, disminuir las carencias y crisis de la tercera edad y desestructurar los mitos y creencias sobre el consumo de alcohol. En los casos en que los problemas fueron insolubles y previo acuerdo de todas las partes imbricadas se decidió el cambio de residencia y/o convivencia del anciano.

El mejoramiento de las condiciones de vida del anciano constituyó un factor desicivo en su recuperación desde el punto de vista adictivo, psicológico y social, al devolverle su protagonismo dentro de la familia, disminuir la soledad, las carencias y las crisis de la tercera edad como factor de riesgo para el consumo. A su vez permitió mejorar los síntomas de ansiedad, depresión, ideas suicidas y crisis de angustia, disminuir en la comunidad el rechazo a los ancianos y sensibilizar a la comunidad con este problema.

Para el caso de la presencia de mitos y creencias fue necesaria la utilización de criterios de otros especialistas de Cardiología, Medicina Interna y Sexología, quienes impartieron charlas al respecto, para este caso a petición de la comunidad y fuera de programa, se requirió la realización de charlas donde participaron otros miembros de la comunidad, dentro de los cuales los adolescentes jugaron un papel protagónico. De esta forma además de lograr una mayor participación comunitaria se logró ampliar el carácter preventivo de la intervención en otros grupos de riesgo de la comunidad.

Las actividades participativas se realizaron con la finalidad de que el paciente y su familia adquirieran criterio y crítica de enfermedad, para lo cual se analizaron todos los casos y los síntomas acorde a la clasificación preestablecida en la CIE-10, cada paciente y su famita fue capaz de realizar su propio diagnóstico mediante el autoanálisis, así como mediante el análisis de los diferentes casos, se procedió posteriormente a generar la necesidad de cambio con el manejo del balance ganancias y pérdidas del consumo, brindar herramientas para el manejo del deseo de consumir y cómo sustituir éste por otras actividades gratificantes que sustituyeran el consumo. De esta forma además se realizó la prevención de las recaídas y en aquellos casos que mantuvieron el consumo se les mostró la posibilidad de evitar el aumento del mismo. En todas las reuniones se abordaron las causas que originan el consumo y la forma adecuada de manejarlas. (Anexo XV)

Como material didáctico de apoyo se desarrollaron las actividades participativas grupales utilizando las diferentes técnicas propuestas. Contrariamente a lo que habitualmente se piensa del anciano, estos tuvieron una participación activa y en cada una de ellas se puso de manifiesto el humor que puede aparecer a cualquier edad de la vida lo cual fue utilizado como elemento socializador.

El **enfoque comunitario** contiene por concepto operacionalizador un elemento politómico de carácter integrador que permite tratar al paciente de forma individual, dentro de su grupo de pertenencia (familia) y a la vez en el grupo de pacientes con sus mismos problemas y enfermedad, aunados en un fin común: el control de la enfermedad.

Esta concepción integradora de toda la comunidad facilita el proceso terapéutico y la recuperación del paciente de forma más efectiva, al otorgarle al enfermo un nuevo grupo de pertenencia como sustituto al anteriormente disfuncional establecido por la enfermedad y evita a su vez, la alienación social que imponen las complicaciones sociales de la enfermedad.

También **permite abordar de forma integral** la enfermedad ya que facilita la **participación grupal** donde se pueden tratar de forma conjunta las complicaciones familiares de la enfermedad y rescatar y estimular la resiliencia a favor de la recuperación del paciente y lo que es más importante aun en la prevención de la recaída. Además la participación social proporciona la vía para la realización de actividades preventivas dentro de la propia familia, del enfermo y en la comunidad en general, lo cual tiene un impacto a largo plazo.

Por todo lo anteriormente planteado este autor recomienda que este tipo de intervención se desarrolle por un equipo multidisciplinario donde el elemento directivo debe estar a cargo del médico de atención primaria o médico de familia, por ser quien más conoce la problemática social, familiar e individual del paciente, por contar con la capacidad de integrar todos estos factores en función de la recuperación del enfermo. A la vez, este profesional domina la situación de salud del área, por lo que está facultado para encaminar el trabajo de forma objetiva y concreta hacia los aspectos de mayor necesidad sanitaria y a su vez, vincular la **problemática de su comunidad** con los **programas** a gran escala que existan en el país o a nivel internacional. Constituye el eje integrador entre la sociedad, la salud y el paciente. Según criterios del Dr Castell es el Ministerio de Salud quien debe liderar este tipo de acciones, en el caso de las comunidades es el médico de atención primaria [67].

Este elemento directivo debe tener la particularidad de ser **continuamente retroalimentado** por actividades de control que muestren la eficacia de las acciones realizadas. Así, para el caso específico de esta investigación se realizaron reuniones con el equipo de líderes comunitarios, con el objetivo de analizar de forma colectiva e individual el cumplimiento del papel de cada uno de los factores que intervino y en general de las actividades, cada una de las acciones realizadas se calificó en base a criterios de: satisfactoria, no satisfactoria.

Fase evaluativa:

La **evaluación de la intervención** se realizó de manera fraccionada mediante un registro constante de evaluación en las dinámicas grupales con una frecuencia semanal. Además se aplicaron al final de todo el proceso interventivo, los instrumentos diagnósticos utilizados al inicio.

Dentro de las dificultades señaladas se constataron la falta de cooperación de algunos choferes de ómnibus e inestabilidad de los servicios de comedores populares, todas ajenas a causas del personal que participó de la intervención. En su solución se utilizó el criterio de intersectorialidad solicitando el apoyo de las autoridades pertinentes de la Alcaldía y de los Mercales.

Del total de actividades desarrolladas en esta fase el 98% se calificó de satisfactorias. Una vez concluidas las actividades se procedió a realizar la evolución de la intervención donde se obtuvieron los siguientes resultados:

El **fomento de la participación pública** estuvo representado por los líderes formales y no formales y la comunidad en general, para esto se contó con la organización comunitaria, la educación para la salud, la comunicación social y la educación para la salud.

La **factibilidad organizacional** se logró gracias a los diferentes factores relacionados con la intersectorialidad, dentro de los cuales el Dr Castell especialista en la materia señala: factores que demandan la acción intersectorial, factores que caracterizan la respuesta intersectorial y factores que condicionan la respuesta intersectorial. Así, en la presente investigación estos factores estuvieron representados por: Alcaldía, SALUDAN, PDVSA, Coordinador del CDI Comandante Fabricio Ojeda, Coordinador de la Clínica Cardiológica de la Misión Barrio Adentro, Director del Hospital, Representante del Consejo de Vecinos, Integrantes del Comité de Salud del área, Lideres no formales de la comunidad, pacientes y familiares e integrantes de la comunidad en general, dirigidos y orientados por el investigador principal como representante en la comunidad del sistema de salud. En todo momento se contó con el personal necesario y con la calificación requerida para el desarrollo de la actividad [67].

Desde el punto de vista **sociocultural** la intervención resultó **efectiva** ya que se utilizaron sus propios valores humanos en cuanto a la atención y necesidades del anciano, elemento de interés para cada una de las familias de la comunidad, casi todas cuentan con alguno dentro de sus integrantes. Se desarrollaron actividades de grupos donde se debatieron como elementos educativos los mitos sobre el consumo de alcohol existente en la propia comunidad, con vistas a desestructurar las falsas creencias sobre los posibles beneficios, lo cual resultó de interés ya que la mayoría de la población tiene una elevada tolerancia al consumo de alcohol. El existir serios problemas derivados del consumo habitual de la sustancia sin que hasta el momento hubiesen podido darle soluciones, sirvió de garantía para la aceptación social de la investigación, dentro de las alteraciones relacionados con el alcohol los más frecuentes eran de índole familiar y de salud en cuanto a su repercusión en las enfermedades crónicas no transmisibles del anciano.

La **aceptación de la intervención** se vio favorecida además, por sus creencias religiosas las cuales se oponen al consumo de la sustancia de forma irresponsable. Este tema fue ampliamente aceptado por la comunidad al exponerse el consumo de alcohol en la tercera edad como una manifestación de suicidio socialmente asistido, para lo cual se tuvo en cuenta las repercusiones orgánicas del consumo de alcohol en esta edad.

Los **recursos utilizados** fueron: donaciones de familias, utilización de locales sin costos de alquiler al servicio de la comunidad (consultorio), medicamentos gratuitos de la misión Barrio Adentro, servicio de transporte de la Alcaldía Municipal, así como los servicios de instituciones pertenecientes a la misión y donaciones de otras instituciones. Los recursos humanos utilizados fueron los correspondientes al médico que realiza la intervención perteneciente a la misión y líderes comunitarios formales y no formales que conforman: el Comité de Salud, Consejo Comunal, representantes de la Iglesia Católica, Evangélica y Testigos de Jehová, así como pacientes y familiares, los cuales prestaron sus servicios de forma gratuita.

.

Se aplicó nuevamente la entrevista y la encuesta a todos los pacientes y se procedió a dar las conclusiones en una reunión final donde se hizo un análisis del trabajo realizado y sus logros, la actividad culminó en una fiesta con todo el personal que intervino en el estudio, así como los pacientes y familiares. Los resultados obtenidos son los siguientes:

Tabla 18. Diferencias en la convivencia de ancianos al final de la intervención

	Antes		Después		Reducción
Personas con las que conviven	**Número**	**%**	**Número**	**%**	**%**
Solo	21	26.92	1	1.28	95.23
Pareja	8	10.25	5	7.69	37.5
Pareja e hijos	34	43.58	33	42.30	2.94
Hijos	0	0	29	37.17	0
Otros familiares	15	19.23	3	3.84	80
Amigos	0	0	0	0	0
Familias sustitutas	0	0	7	8.97	0
Total	78	100	78	100	0

Se pudo constatar cambios en la convivencia de los ancianos, donde el 42.3% convive ahora con su pareja e hijos. El 37,47% convive con sus hijos, convivencia que según refiere la literatura es más saludable para el anciano[62].

Resultados inferiores se determinaron para las otras convivencias: 7.69% con pareja y solamente 3.84% con otros familiares. Es significativo que solo el 1.28% quedó viviendo solo. De esta forma la mayor reducción de proporciones en cuanto a la convivencia se obtuvo para aquellos pacientes que vivían en soledad con valores de 95.23%, seguidos de los que convivían con otros familiares donde se obtuvo una reducción del 80%. Estas mejoras en la convivencia se revierten de forma positiva en su esfera afectiva, social, económica y espiritual, ayuda en su recuperación y mejora su calidad de vida. Tal es el caso de aquellos ancianos que pasaron a ser atendidos por las familias sustitutas, y aunque no se ha constatado en la literatura estudios relacionados con esta problemática en el anciano alcohólico, existen referencias de países del primer mundo donde se está desarrollando esta alternativa con el fin de disminuir las carencias de la tercera edad.[ciii]

Tabla 19. Ancianos según tipo de bebida y cantidad después de la intervención

Antes			Después		Reducción
TIPO DE BEBIDA	**Número**	**%**	**Número**	**%**	**%**
Ninguna	0	0	33	42.30	0
Cerveza	64	82.05	41	52.56	35.93
Menos de 5	0	0	24	30.76	0
De 5 a 10	25	32.5	13	16.66	48
+ de 10	40	51.28	0	0	100
Ron o Whisky	57	73.07	5	6.41	91.22
- 1 botella	0	0	4	5.12	0
De ½ a 1 botella	29	37.17	0	0	100
+ de 1 botella	29	37.17	0	0	100
Vino	0	0	0	0	0
Aguardiente	0	0	0	0	0
Bebidas no industriales	0	0	0	0	

Nota: Los porcientos se establecieron en función de N=78

En cuanto al tipo de bebida se determinó que el 42.3% refiere haber renunciado a todo tipo de sustancia alcohólica. Predominó la ingesta de cerveza en el 52.56% en relación con la de whisky que solo se recoge en el 6.41%, todo lo cual denota cambios importantes en el patrón de consumo, pues al final de la intervención terminaron predominando las sustancias alcohólicas de baja gradación; a diferencia de los resultados iniciales donde las cifras entre bebidas de elevada y baja gradación alcohólica, estaban relativamente equilibradas. Este cambio en el patrón de consumo es uno de los elementos que muestran la efectividad de la intervención.

En relación con las cantidades se pudo constatar cambios significativos donde los valores obtenidos al final de la intervención resultaron inferiores respecto al inicio. Para la cerveza el 16.16% consume de cinco a diez cervezas y solo 3.76% cinco, valores inferiores en relación con los registrados al inicio donde el 51.28% refería un consumo de más de 10 botellas de cerveza. En el caso del whisky la única frecuencia detectada fue para media botella en el 5.12% y cero para el resto de las cantidades, a diferencia del obtenido en la fase diagnóstica.

Estos cambios en cuanto a cantidades resultan positivos ya que la disminución de la cantidad permite atenuar los efectos de la sustancia desde el punto de vista psicológico, físico, socio familiar y atenuar las alteraciones de conducta propias de la intoxicación y sus complicaciones, a la vez facilita el desarrollo de crítica del enfermo para consigo y los demás. Por otra parte, reducir la cantidad que se consume hace que el deterioro sea menos acelerado y desde punto de vista económico reporta menos gasto en adquirir el tóxico.

Los estudios revisados en otros grupos de edades refieren que esta conducta constituye el preámbulo al abandono definitivo del consumo, el paciente comienza a adquirir crítica de enfermedad basada en el daño a si mismo y a terceros. Aunque según criterios del autor esta fase puede denominarse "coqueteo", el paciente trata de probar como se siente sin la sustancia, en dependencia a como se resuelva esta fase se establece el compromiso terapéutico de su recuperación o se utiliza como justificación para mantener el consumo bajo supuesto tratamiento, lo cual favorece la recaída y acentúa la intensidad de la misma en cantidad y frecuencia. Es una fase donde la intervención terapéutica y de la familia puede ser decisiva [6].

Tabla 20. Ancianos según frecuencia diaria antes y después de la intervención

	Antes		Después		Reducción
Cantidad de días	**Número**	%	**Número**	%	%
1 día	0	0	15	19.23	0
2 días	0	0	14	17.94	0
3 días	37	47.43	14	17.94	62.16
4 días	8	10.25	0	0	100
5 días	0	0	0	0	0
6 días	14	12.823	0	0	100
7 días	19	24.36	0	0	100
Total	78	100	43	55.12	100

La frecuencia diaria disminuyó de forma considerable, los mayores valores se registran para un día a la semana con el 19.23%. Valores inferiores se registran para los dos y tres días con valores similares de 17.94%, lo que denota un disminución importante en el patrón de consumo en relación con las detectadas en la fase diagnóstica donde los valores mayores se recogieron para todos los días de la semana.

Tabla 21. Ancianos según frecuencia semanal después de la intervención

	Antes		Después		Reducción
Cantidad de semanas	**Número**	%	**Número**	%	%
1 semana	0	0	6	7.69	0
2 semanas	7	8.97	22	28.20	-214.28
3 semanas	4	5.12	15	19.23	-275
4 semanas	67	94.87	0	0	100
Total	78	100	43	55.12	44.870

Nota: Los porcientos se establecieron en función de N=78

El 28.2% consume solo dos semanas al mes, seguidos de los que consumen tres semanas con 19.23% y de los que consumen una sola semana con el 7.69%. En la variable todas las semanas no se detectó ningún caso.

Tabla 22. Ancianos según frecuencia mensual después de la intervenciòn

	Antes		Después		Reducción
Cantidad de meses al año	**Número**	%	**Número**	%	%
Cada 2 meses	0	0	4	5.12	0
Cada 3 meses	0	0	4	5.12	0
Cada 5 meses	0	0	9	12.53	0
Cada 6 meses	0	0	0	0	0
Cada 7 meses	0	0	0	0	0
Cada 8 meses	14	12.823	7	8.97	50
Todos los meses	74	94.87	19	25.35	74.23
Total	78	100	43	55.12	44.87

Nota: Los porcientos se establecieron en función de N=78

Se observó también una disminución de la frecuencia mensual bastante significativa, los mayores valores se registran para aquellos pacientes que consumen cada 8 meses, el 24.35%, seguidos de los cinco meses con el 11.53% y los siete meses con 8.97%, valores menos significativos se registran por igual para los dos y tres meses. Este comportamiento está relacionado con las fases iniciales de adquisición de crítica de enfermedad, donde se realizan los primeros análisis de introspección con relación a reconocer que el consumo de la sustancia pueda estar afectando su salud o funcionamiento.

Tabla 23. Ancianos según síntomas psíquicos, antes y después de la intervención.

	Antes		Después		Reducción
Tipo de síntoma	**Número**	%	**Número**	%	%
Depresivos	68	87.17	35	44.87	48.52
Ansiosos	78	100	8	10.25	89.74
Angustia	72	92.30	0	0	100
Ideas suicidas	26	33.33	0	0	100
Sin síntomas	0	0	41	52.56	0

Nota: Los porcientos se establecieron en función de N=78

Se pudo constatar una mejoría significativa en la presencia de síntomas donde en el 52.56% de los pacientes no se detectó malestar alguno, es decir resultaron asintomáticos. Sin embargo aunque disminuyeron de forma significativa, persisten síntomas depresivos en el 44.87% los cuales pueden ser secuelas del tóxico durante su consumo o ser parte del síndrome de abstinencia psicológica que se establece a largo plazo al abandonar el consumo, descrito por otros autores o a la instauración de alguna variante clínica de demencia, lo cual no es posible determinar en esta investigación por no constituir objetivo de la misma, no obstante con estos pacientes se procedió a su remisión y seguimiento por consulta de psiquiatría. No obstante es valido señalar que no se detectó la presencia de ideas suicidas en ningún caso. Las manifestaciones de ansiedad disminuyeron a un 10.25%, sin que se refirieran crisis de angustia y se decidió igual comportamiento que para los síntomas depresivos ya que pueden responder a las causas anteriores ya referidas.

Tabla 24. Ancianos según percepción de disfunción familiar, antes y después de la intervención.

	Antes		Después		Reducción
Tipo de disfunción familiar percibida por el anciano	**Número**	**%**	**Número**	**%**	**%**
Discusiones familiares	64	82.05	17	21.79	73.43
Soledad	73	93.58	0	0	100
Mala convivencia	64	82.05	0	0	100
Problemas económicos	71	91.02	65	83.33	8.45

Nota: Los porcientos se establecieron en función de N=78

En cuanto a la percepción de disfunción familiar se determinó que el 83.33% continúa refiriendo problemas económicos y el 21.79% mantiene criterios de discusiones familiares, es frecuente que en una familia con escasos recursos económicos existan dificultades en la comunicación. La presencia de dificultades económicas responde a factores de tipo social ya que hasta el momento no existía en el país asistencia social suficiente para la población anciana pobre, clase que por demás ha sido discriminada y excluida por los patrones utilitaristas que imperan en la sociedad capitalista, rezago que aun persiste de tal forma que a pesar de las mejoras establecidas, estas aun no son suficientes para resolver esta problemática. [63]

Este problema económico social para la tercera edad se manifiesta en países desarrollados con mucha menor intensidad que en los subdesarrollados o en vías de desarrollo y constituye uno de los retos a resolver con el envejecimiento poblacional. Este envejecimiento impone a los presupuestos económicos altas exigencias que no siempre pueden ser satisfechas dada la escasez de recursos o políticas de desición de corte utilitarista que excluyen a la tercera edad. Esta es una de las razones principales que justifican realizar promoción de salud y prevenir la enfermedad adictiva antes de que el paciente llegue a la tercera edad.

Tabla 25. Ancianos según crisis de la tercera edad, antes y después de la intervención.

	Antes		**Después**		**Reducción**
Tipo de crisis	**Número**	**%**	**Número**	**%**	**%**
Crisis de identidad	78	100	7	8.97	91.02
Crisis de autonomía	78	100	37	47.43	52.56
Crisis de pertenencia	78	100	0	0	100

Nota: Los porcientos se establecieron en función de N=78

En las variables estudiadas al final de la intervención se determinó que la crisis de autonomía es la que predominó persistiendo en el 47.43% de casos, aun cuando su disminución fue bastante significativa, para el resto se detectaron valores del 8.97% para la de identidad y solo un 1.28% para la de pertenencia, lo cual denota su disminución marcada en relación al inicio de la intervención. Es significativo que en el 52.56% de la muestra no se constatan elementos de crisis de la tercera edad.

Tabla 26. Ancianos según carencias de la tercera edad antes y después de la intervención.

	Antes		Después		Reducción
Tipo de carencia	**Número**	%	**Número**	%	%
Seguridad	78	100	24	30.76	69.23
Amor y afecto	78	100	1	1.28	98.77
Sentido de la vida	78	100	0	0	100
Sentido de utilidad	78	100	19	24.35	75.64

Nota: Los porcientos se establecieron en función de N=78

Se detectó una disminución importante en cuanto a las carencias de la tercera edad, donde se registran valores de 30.70% para la carencia de seguridad y de 24.35% para el sentido de utilidad. Casi insignificante resulta el 1.28% detectado para las carencias de amor y afecto. Es significativo que en ninguno de los casos se detectó carencia del sentido de la vida y muy importante es el hecho de que el 53.84% refieren no carencias al final de la intervención.

Tabla 27. Ancianos según presencia de mitos populares sobre los efectos del alcohol antes y después de la intervención.

	Antes		Después		Reducción
Tipo de mito	**Número**	%	**Número**	%	%

Beneficioso para la salud	78	100	0	0	100
Beneficioso para el sexo	78	100	0	0	100
Beneficioso para las relaciones sociales	78	100	0	0	100
Imagen de enfermedad	78	100	0	0	100

Nota: Los porcientos se establecieron en función de N=78

Una vez concluida la intervención no se constató en ninguna de los casos la presencia de mitos.

Aun cuando no se demostró la presencia de mitos, se observa que si persisten algunas ideas erróneas: el retardo en la eyaculación con el 20.51% y resolver problemas con 17.94%. El 11.53% aun piensa que el alcohol puede mejorarles la erección y el 6.41% cree que los ayuda a enfrentar problemas y mejorar la comunicación, 1.28% refiere que quita la pena.

Estos resultados coinciden con los detectados por otros autores cubanos y latinoamericanos que han realizado estudios de género y concluyen que las creencias predominantes son las relacionadas con la sexualidad. Según criterio del autor la persistencia de las creencias relacionadas con el manejo de problemas es propio del paciente adicto ya que los estilos de enfrentamiento bizarros establecidos durante toda su vida y acentuados durante un período prolongado del consumo y no desaparecen hasta fases avanzadas del tratamiento de deshabituación, por otra parte está demostrado que los rasgos de personalidad con la vejez tienden a ser más rígidos a medida que avanza la edad [2, 21, 23, 63].

III. 3. Principales resultados

Según muestran los resultados antes descritos la intervención realizada resulto satisfactoria ya que se observó mejorías importantes en el patrón de consumo en cuanto a disminución de la gradación en las bebidas alcohólicas, así como en las cantidades y frecuencia de consumo. Una parte importante de los ancianos renunciaron al consumo de la sustancia. En más del 50% de la muestra se determinó mejoría de los malestares psíquicos y cambios positivos en la percepción de disfunciones familiares. Se determinó una mejoría considerable en la presencia de las crisis y carencias de la tercera edad.

Se determinó la persistencia de tristeza en algunos casos y de discusiones familiares, la crisis de autonomía se mantuvo en un pequeño grupo de ancianos Dada la evolución satisfactoria de los datos obtenidos se consideró que el proceso interventivo es efectivo.

No se constató al final de la intervención la persistencia de mitos en relación al consumo de alcohol e imagen de la enfermedad. No obstante es válido señalar que si persisten ciertas creencias populares, las cuales guardan relación con los efectos físicos del alcohol sobre la esfera sexual y los reforzadores positivos de la sustancia. Ello guarda concordancia con los patrones socioculturales, la presencia de estas creencias está asociada a la elevada tolerancia social frente al consumo de la sustancia, las cuales son utilizadas como justificantes para el beber y ensombrecen los síntomas de la enfermedad hasta estadios avanzados, creencias que al ser transmitidas de una generación a otra son enriquecidas y adaptadas a las nuevas formas de consumo y a las características culturales del momento, uno de los elementos que más refuerzan este tipo de creencia es el hecho de tratarse de una sustancia legal perfectamente tolerada.

CONCLUSIONES

- En la etapa diagnóstica de la intervención se logró identificar un elevado número de ancianos con dependencia al alcohol cuyo patrón de consumo estuvo centrado en la cerveza y el whisky en cantidades de diez botellas para la cerveza y de media a una botella para el whisky, con una frecuencia de tres días a la semana durante todo el año.

- Se constató además una elevada presencia de factores de riesgo asociados, como: carencias y crisis en la totalidad de la población estudiada, percepción del anciano de disfunciones familiares, y de síntomas ansiedad y tristeza. Se pudo observar en todos los casos la presencia de mitos relacionados con el consumo de alcohol.

- Se diseñó e implementó la intervención con una elevada participación social y comunitaria, apoyada por un enfoque intersectorial, con la participación de organizaciones comprometidas con la nueva política de salud. Al finalizar el proceso interventivo se obtuvieron como resultados positivos cambios importantes en el patrón de consumo en el total de la población estudiada, con renuncia al tóxico en un grupo importante de ancianos. A su vez se desestructuraron los mitos en relación con el consumo de alcohol y se disminuyeron los síntomas de ansiedad y tristeza en la totalidad de la muestra, se varió la percepción del anciano sobre las disfunciones familiares y se superaron las crisis de la tercera edad.

RECOMENDACIONES

- ✓ Dedicar mayor espacio a la tercera edad dentro de la medicina en general y en la atención primaria en particular, encaminada a la prevención de enfermedades de tipo adictivas las cuales aparecen durante la etapa adulta de la vida y provocan serias complicaciones y discapacidades en la tercera edad acortando su supervivencia y afectando su calidad de vida.

- ✓ Perfeccionar los medios diagnósticos del alcoholismo en la tercera edad y realizar estudios de terrenos en todas las áreas para obtener datos reales y fidedignos sobre el problema en Venezuela.

- ✓ Lograr un mayor protagonismo del Mèdico General Integral en la atención y prevención de este tipo de enfermedad en la tercera edad.

Anexo I

Modelos de consumo:

- **Modelo Mediterráneo**

El comienzo o inicio en el consumo se produce a edad temprana, utilizado como rito de paso, en un ambiente familiar y social permisivo, se estimula el consumo ante cualquier cambio en la vida individual, laboral, familiar. El alcohol forma parte de ritos y costumbres sociales de las fiestas, incluso celebraciones de carácter religioso Se inicia con bebidas de baja gradación, que va aumentando con la edad de las personas. Los excesos e intoxicaciones agudas son tolerados como parte del entorno festivo. Mantiene diferencias entre sexos y el etilismo social y público es tolerado en los hombres pero mal visto en las mujeres[civ].

- **Modelo Anglosajón**

En este modelo la restricción del consumo es hasta la edad adulta, no existe la cotidianidad del modelo mediterráneo. Las bebidas de alto contenido alcohólico se ingieren en soledad o pequeños grupos, no forman parte del escenario social familiar y de las celebraciones y cuando lo hacen, es menos intensa. El etilismo social no es tolerado, los excesos públicos son ocasionales, sin embargo suelen ser más graves, pues con frecuencia la intoxicación aguda es un objetivo que se persigue y se alcanza en soledad[10].

ANEXO II

Tests para el diagnóstico de alcoholismo más utilizados en el mundo actual:

- -**AUDIT** Consumo en el año anterior. Detecta consumo de riesgo, uso perjudicial y dependencia Sensibilidad 80%, especificidad 90%

- -**CAGE** Diseñado para detección de alcoholismo. Actualmente, creado por Ewing y Rouse en 1970 se denomina haciendo referencia a la cuestión fundamental de cada una de las cuatro preguntas que formula, correspondiendo a las siglas en inglés de Cutdown, Annoyed, Guilty y Eye opener. Validado en España por Rodríguez Martos a partir de la versión original ideada para fines de screening general, consta de 4 preguntas. Es el instrumento más frecuente en la literatura No incluye cantidad, frecuencia, ni tiempo Sensibilidad 65-95%, especificidad 40-95%

- -**CBA** Consumo en los 2 últimos años El CBA (Cuestionario Breve para Alcohólicos) fue creado en 1976 por Feuerlein et al y validado en español por Rodríguez-Martos et al en 1986. Se trata de un instrumento que consta de 22 ítems que hacen referencia a los últimos 2 años. Cada respuesta afirmativa vale un punto, excepto los ítems 3, 7, 14 y 18 que valen 4 puntos. El punto de corte para considerar alcohólico a un paciente está en 5 ó más puntos. Diseñado para detección de alcoholismo Cuestionario. Diseñado para detección de bebedores de riesgo: Abreviado combina 2 ítems del AUDIT y 3 del CAGE, compuesto de 5 preguntas

- -**MALT**: MALT-O + MALT-S: MALT (Müncher Alcoholismus Test) de origen alemán, para el diagnóstico del alcoholismo validado por Rodríguez Martos, , consta de un test de autoevaluación que cumplimenta el propio enfermo, de 20 items (MALT-S); y otra parte objetiva que el médico debe llenar (MALT-O) según datos de la exploración o de la anamnesis (siete items), ambas de respuestas dicotómicas, se valoran en un punto en la primera subescala y en cinco en la segunda. Valores inferiores a seis se consideran normales y superiores a 11 confirman la dependencia etílica, quedando como sospechosos los intermediosProblemas de alcoholismo en pacientes con alto grado de negación. Sensibilidad 80%, especificidad 82%

- -**MAST**: El MAST (Michigan Alcoholism Screening Test de Selzer) de 25 ítems dicotómicos, es una prueba de alta fiabilidad, validez, especificidad y sensibilidad, a pesar su flexibilidad, ya que se dispone de varias versiones: la versión abreviada de 10 ítems o de 13 (SMAST) y las autoaplicadas: SAAST y SASSI.No se refiere a ningún tiempo concreto. Sensibilidad 86-99%, especificidad 85-95%

- -**SMAST**: Versión abreviada del MAST. Elimina síntomas físicos

- -**MAST**: Versión geriátrica

- -**TWEAK** :Gestantes y mujeres en edad fértil (15-44 años). Sensibilidad 70%, especificidad 75%

Tabla IV: Cuestionario CAGE (versión española de Rodríguez-Martos,1986)

Para los que respondieron afirmativamente en la entrevista que consumían al menos moderadamente bebidas alcohólicas	SI	NO
¿Ha tenido usted alguna vez la impresión de que debería beber menos? ¿Le ha molestado alguna vez que la gente critique su forma de beber? ¿Se ha sentido alguna vez mal o culpable por su costumbre de beber? ¿Alguna vez lo primero que ha hecho por la mañana ha sido beber para calmar sus nervios o para librarse de una resaca?		

Tabla V: AUDIT (versión española de Contel,Gual y Colom,1999)

Test para la identificación de transtornos por uso de alcohol

1. ¿Con qué frecuencia consume alguna bebida alcohólica?
   - Nunca
   - Una o menos veces al mes
   - 2 a 4 veces al mes
   - 2 ó 3 veces a la semana
   - 4 ó más veces a la semana

2. ¿Cuántas consumiciones de bebidas alcohólicas suele realizar en un día de consumo normal?
   - 1 ó 2
   - 3 ó 4
   - 5 ó 6
   - 7 a 9
   - 10 ó más

3. ¿Con qué frecuencia toma 6 o más bebidas alcohólicas en un solo día?
   - Nunca
   - Menos de una vez al mes
   - Mensualmente
   - Semanalmente
   - A diario o casi a diario

4. ¿Con qué frecuencia en el curso del último año ha sido incapaz de parar de beber una vez había empezado?
   - Nunca
   - Menos de una vez al mes
   - Mensualmente
   - Semanalmente
   - A diario o casi a diario

5. ¿Con qué frecuencia en el curso del último año no pudo hacer lo que se esperaba de usted porque había bebido?
   - Nunca
   - Menos de una vez al mes
   - Mensualmente
   - Semanalmente
   - A diario o casi a diario

6. ¿Con qué frecuencia en el curso del último año ha necesitado beber en ayunas para recuperarse después de haber bebido mucho el día anterior?
   - Nunca
   - Menos de una vez al mes
   - Mensualmente
   - Semanalmente
   - A diario o casi a diario

7. ¿Con qué frecuencia en el curso del último año ha tenido remordimientos o sentimientos de culpa después de haber bebido?
   - Nunca
   - Menos de una vez al mes
   - Mensualmente
   - Semanalmente
   - A diario o casi a diario

8. ¿Con qué frecuencia en el curso del último año no ha podido recordar lo que sucedió la noche anterior porque había estado bebiendo?
   - Nunca
   - Menos de una vez al mes
   - Mensualmente
   - Semanalmente
   - A diario o casi a diario

9. ¿Usted o alguna otra persona han resultado heridos porque usted había bebido?
   - No
   - Sí, pero no en el curso del último año
   - Sí, en el último año

10. ¿Algún familiar, amigo, médico o profesional sanitario ha mostrado preocupación por su consumo de bebidas alcohólicas o le han sugerido que deje de beber?
    - No
    - Sí, pero no en el curso del último año
    - Sí, en el último año

Tabla VI: MALT (Münchner Alkoholismus Test)

Cuestionario MALT-O		
	SI	NO
1) Enfermedad hepática (mínimo 1 síntoma clínico, p.e., hematomegalia, dolor a la presión, etc., y al menos 1 valor de laboratorio patológico, p.e. GOT, GPT, GGT). (Sólo procede cuando se trata de una hepatopatía alcohólica o de origen desconocido: descartar hepatitis vírica, hepatomegalia de hepatopatía congestiva, etc.)		
2) Polineuropatía (sólo procede cuando no existen otras causas conocidas, p.e., diabetes mellitus o intoxicaciones crónicas específicas)		
3) Delirium tremes (actual o en la anamnesis)		
4) Consumo de alcohol superior a los 150 ml (en la mujer 120 ml) de alcohol puro al día, al menos durante unos meses		
5) Consumo de alcohol superior a los 300 ml (en la mujer 240 ml) de alcohol puro, una o más veces al mes		
6) Aliento alcohólico (en el momento de la exploración)		
7) Los familiares o allegados ya han buscado, en una ocasión, consejo acerca del problema alcohólico del paciente (al médico, asistente social, o instituciones pertinentes)		
Cuestionario MALT-S		
	SI	NO
1) En los últimos tiempos me tiemblan a menudo las manos		
2) A temporadas, sobre todo por las mañanas, tengo una sensación neuseosa o ganas de vomitar		
3) Alguna vez, he intentado calmar la resaca, el temblor, o la náusea matutina con alcohol		
4) Actualmente, me siento amargado por mis problemas y dificultades		
5) No es raro que beba alcohol antes del desayuno o del almuerzo		
6) Tras los primeros vasos de una bebida alcohólica, a veces siento la necesidad irresistible de seguir bebiendo		
7) A menudo pienso en el alcohol		
8) A veces he bebido alcohol, incluso cuando el médico me lo ha prohibido		
9) En las temporadas en que bebo más, como menos		
10) En el trabajo me han llamado ya la atención por mis ingestas de alcohol o alguna vez he faltado al trabajo por haber bebido demasiado la víspera		
11) Últimamente, prefiero beber alcohol a solas (y sin que me vean)		
12) Bebo de un trago y más deprisa que los demás		
13) Desde que bebo más, soy menos activo		
14) A menudo me remuerde la conciencia (sentimiento de culpa) después de haber bebido		
15) He ensayado un sistema para beber (p.e., no beber antes de determinadas horas)		
16) Creo que debería limitar mis ingestas de alcohol		
17) Sin alcohol no tendría yo tantos problemas		
18) Cuando estoy excitado bebo alcohol para calmarme		
19) Creo que el alcohol está destruyendo mi vida		
20) Tan pronto quiero dejar de beber como cambio de idea y vuelvo a pensar que no		
21) Otras personas no pueden comprender por qué bebo		
22) Si yo no bebiera me llevaría mejor con mi esposa/o (o pareja)		
23) Yo he probado a pasar temporadas sin alcohol		
24) Si no bebiera, estaría contento conmigo mismo		
25) Repetidamente me han mencionado mi "aliento alcohólico"		
26) Aguanto cantidades importantes de alcohol sin apenas notarlo		
27) A veces, al despertar, después de un día de haber bebido mucho, aunque sin embriagarme, no recuerdo en absoluto las cosas que me ocurrieron la víspera		

Tabla VII: Comportamiento de los Marcadores Biologicos por el consumo de alcohol

Parametro	Normal tras Abstinencia	Sensibilidad	Especificidad
Ac Urico		+-	-
Trigliceridos	varias semanas	30%	-
GGT	2-6 semanas	35-85%	++
GOT	Variable	++	-
GPT	Variable	+	-
GOT/GPT		++	
VCM	3-4 meses	30-90 %	++
Desialotransferrina		80-90 %	+++

Anexo III

Síntomas para el diagnóstico de alcoholismo según CIE-10

El diagnóstico de dependencia solo debe hacerse si en algún momento en los doce meses previos o de modo continuo han estado presente tres o más de los rasgos siguientes:

a. deseo intenso o vivencia de una compulsión de consumir alguna sustancia
b. disminución de la capacidad para controlar el consumo de una sustancia o alcohol, unas veces para controlar el comienzo del consumo y otras para poder determinarlo y controlar la cantidad consumida.
c. síntoma somático de un síndrome de abstinencia cuando el consumo de la sustancia se reduzca o cese, cuando se confirme por: el síndrome de abstinencia característico de la sustancia o del consumo de la misma sustancia (o de otra muy próxima) con la intensión de aliviar o evitar los síntomas de abstinencia.
d. tolerancia, de tal manera que se requiere un aumento progresivo de la dosis de la sustancia para conseguir los mismos efectos que originalmente producían dosis mas bajas (son ejemplos claros los de la dependencia al alcohol y a los opiáceos, en las que hay individuos que pueden llegar a ingerir dosis suficientes para incapacitar o provocar la muerte a personas en las que no esta presente una tolerancia).
e. abandono progresivo de otras fuentes de placer o diversiones, a causa del consumo de la sustancia, aumento del tiempo necesario para obtener o ingerir la sustancia o para recuperarse de sus efectos.
f. persistencia en el consumo de la sustancia a pesar de sus evidentes consecuencias perjudiciales, tal y como daños hepáticos por consumo excesivo de alcohol, estado de ánimo depresivos consecutivos a períodos de consumo elevado de una sustancia o deterioro cognitivos secundarios al consumo de la sustancia. Debe investigar sea fondo si la persona que consuma la sustancia es conciente, o puede llegar a serlo de la naturaleza y gravedad de los perjuicios.

I. 13. Exploración de síntomas mediante la entrevista según DSM-IV y CIE10:

El diagnóstico se realiza en presencia de tres de los siguientes síntomas en los doce meses previos o de forma continua:

1.- Deseo intenso o vivencia de una compulsión de consumir alguna sustancia Se explora mediante la presencia del deseo irresistible de consumo sin éxito para reducirlo o controlarlo y la presencia de la dependencia psicológica, se considera presente el síntoma cuando se constato la presencia de:

-motivación para iniciar el consumo,

-se establece como causa para repetir el consumo a través de la necesidad de volver a experimentar la ganancia que reporta el efecto de la sustancia,

-determina el aprendizaje inadecuado frente al consumo, resuelve la ganancia primaria del consumidor "el alivio consigo mismo".

Aparece por las vías:

-sintomática: alivio de malestar o síntomas psíquicos.

-estructural: compensar defectos de personalidad.

-hedónica: búsqueda de placer.

-evasiva: evitar u olvidar situaciones desagradables o conflictos no resueltos.

-social: pertenecer al grupo y ser igual a los demás.

2.-Presentación de fenómenos de tolerancia y abstinencia.

-Alteraciones de la tolerancia: se requiere un aumento progresivo de la dosis de la sustancia para conseguir los mismos efectos que originalmente producían dosis más bajas.

-Tolerancia aumentada: el consumidor necesita de forma progresiva mayor cantidad para experimentar el efecto deseado.

-Tolerancia invertida: aparecen los efectos con cantidades menores a las habitualmente consumidas.

-Síntomas de abstinencia leve, moderada o grave alguna vez en la vida: cuando en ausencia de la sustancia, o al disminuir la cantidad acostumbrada de consumo aparecen síntomas de: ansiedad (con todos los rasgos típicos psicológicos y físicos), temblores en extremidades, pobre control de impulso, irritabilidad, agresividad verbal o física, trastornos alimentarios, del sueño o de conducta en general, trastornos de memoria o amnesias lagunares, desorientación en tiempo, espacio o persona, ilusiones, alucinaciones, agitación psicomotriz, convulsiones o pérdidas bruscas de conciencia.

3.-La ingesta de alcohol supera en cantidad o en tiempo lo planificado inicialmente por el sujeto Se explora mediante la presencia de la pérdida de capacidad de control: una vez que comienza el consumo no puede detenerlo hasta sentir el efecto deseado o llegar al estado de embriaguez. Independientemente de la frecuencia con que se bebe.

4.- Aumento del tiempo dedicado a actividades relacionadas con la bebida y reducción del que se dedica a otras actividades sociales.

Se explora a través de la presencia de los siguientes rasgos: abandono progresivo de otras fuentes de placer o diversiones, a causa del consumo de la sustancia, aumento del tiempo necesario para obtener o ingerir la sustancia o para recuperarse de sus efectos.

-El consumidor establece como prioritario el consumo, inicialmente en el tiempo previsto, después va restando tiempo a otras actividades para dedicarlas a consumo.

-Pérdida progresiva del interés en las actividades que no estén relacionadas con el consumo.

-Disminución progresiva de la capacidad de disfrute en actividades habituales para dedicarse al consumo.

-Solo siente que disfruta cuando consume.

5.-Se continúa consumiendo alcohol a pesar de conocer las repercusiones negativas que acarrea.

Se explora mediante la presencia de los siguientes síntomas: persistencia en el consumo de la sustancia a pesar de sus evidentes consecuencias perjudiciales, tal y como daños hepáticos por consumo excesivo de alcohol, estado de ánimo depresivos consecutivos a períodos de consumo elevado de una sustancia o deterioro cognitivos secundarios al consumo de la sustancia. Debe investigarse a fondo si la persona que consume la sustancia es conciente, o puede llegar a serlo de la naturaleza y gravedad de los perjuicios.

-Se mantiene el consumo a pesar de la aparición de las complicaciones físicas, psicológicas sociales o espirituales.

-Aparece el mecanismo de negación de síntomas y complicaciones para reforzar la falsa inmunidad.

-El consumidor no es conciente de que las causas de las complicaciones es el consumo y se justifica con otras razones.

-Pérdida de capacidad de prever consecuencias negativas ante el consumo.

Anexo V

Interacción de la cadena de solución para el alcoholismo

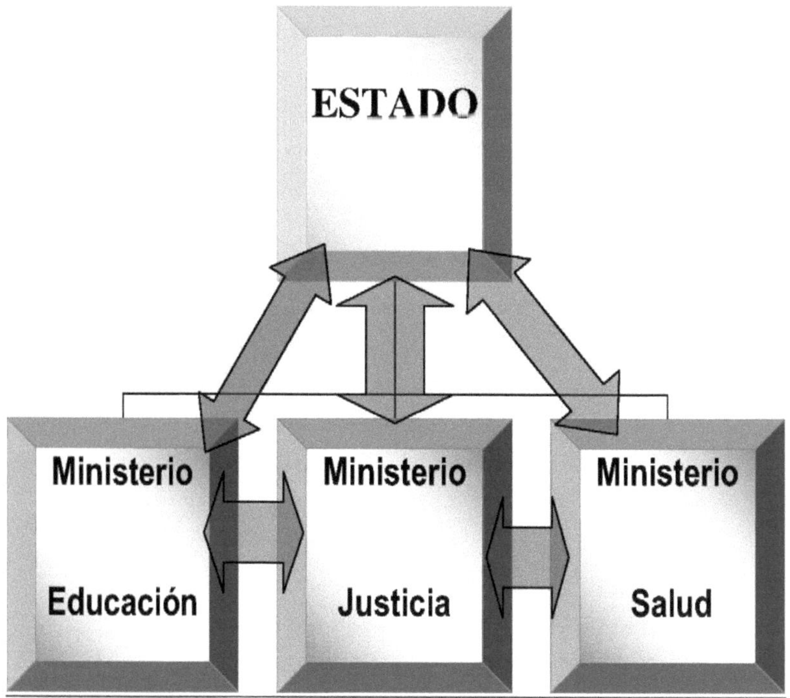

Estado:

- Desarrollar una infraestructura social encaminada a la satisfacción social y espiritual del anciano.
- Desarrollar políticas sociales y de salud justas en términos de equidad.
- Mejorar y priorizar la calidad de la atención sanitaria pública en relación con la privada.
- Desarrollar actividades encaminadas al rescate de las actitudes y capacidades de la tercera edad
- -Suministrar todos los recursos necesarios para la atención al anciano por su familia y cubrir sus necesidades, de forma tal que no se recargue el presupuesto familiar o del cuidador.
- -Desmitificar la imagen que sobre el anciano impera en la sociedad en general.

- Encaminar el cuidado del anciano hacia la cooperación mixta familia-estado y en caso de no ser posible, desarrollar la infraestructura necesaria para que sea asumido por la sociedad.
- -Revisar, reestructurar y reajustar a las nuevas realidades de la tercera edad las políticas laborales de jubilación.
- –Reajustar los presupuestos de salud con tendencias más equitativas en cuanto a su distribución.
- Mejorar el sistema de pensiones en función de las necesidades reales del anciano acorde con la situación económica imperante en cuanto a cubrir sus necesidades materiales como medio para mantener su independencia.

Ministerio de Educación:

- -Desarrollar planes preventivos encaminados a la educación del adulto para arribar a la tercera edad.
- -Implementar planes educativos preventivos en aquellos centros de profesiones de riesgo.
- -Educar a las familias en brindar el trato correcto del anciano, desestructurando los mecanismos utilitaristas y paternalistas, a la vez que acentuar la afectividad y comunicación adecuada.

Ministerio de Justicia:

- -Desarrollar medidas coercitivas en cuanto al expendio y distribución del alcohol.
- -Establecer estudios y restricciones en cuanto a la propaganda visual y escrita del tóxico.
- -Instituir leyes más precisas en cuanto al comportamiento público, lugares y horarios del consumo.
- -Alertar y preparar al personal necesario vinculado al control de estas medidas así como el manejo de situaciones referentes al consumidor.
- -Instituir medidas restrictivas en cuanto al consumo y determinadas actividades que pongan en peligro a otras personas: centros de trabajo, conducción de vehículos públicos y privados.

Ministerio de Salud:

- -Desarrollar pesquizajes en la población para determinar los factores de riesgo y particularizar en los patrones de consumo del anciano, así como para buscar síntomas que hagan sospechar la enfermedad.

- Preparar al personal médico sanitario con vistas a identificar la enfermedad ante síntomas atípicos como: agravamiento, descompensaciones o aparición de enfermedades orgánicas, así como ante complicaciones o disfunciones familiares.
- -Desarrollar medios diagnósticos específicos para este rango de edades, que tengan en cuenta las particularidades con que aparece la enfermedad.
- -Preparar a las familias en cuanto al manejo adecuado de la enfermedad y evitar convertirse en coadictos o facilitadores del consumo.
- -Desarrollar en la familia la capacidad de elegir de forma adecuada al representante legal que tomará las decisiones más correctas en cuanto a los intereses del anciano, en casos necesarios.

Anexo VI

Criterios de selección de pacientes

Criterios de inclusión:

-Voluntariedad de participar en el estudio.

-Masculinos

Criterios de exclusión:

-Población flotante.

-Portadores de enfermedades con deterioro cognitivo que interfiriera en el nivel de comprensión.

-Se excluyó el sexo femenino, dadas las características idiosincrásicas del país donde se desarrolló la investigación, en el cual la mujer depende del criterio y autorización de la pareja. Además, el consumo de alcohol para ellas dentro de este grupo de edades es socialmente condenado y fuertemente rechazado con implicaciones morales, lo que provoca que se esconda el síntoma a ultranzas y se dificulte la posibilidad diagnóstica, la cual de imponerse, puede dañar la imagen social de la paciente y generar conflictos dentro de la familia.

ANEXO VII

OPERACIONALIZACIÓN DE VARIABLES

Variables	Operacionalización	
	Escala	**Descripción**
Clasificación diagnóstica	-Dependientes -Consumo abusivo	-Dependientes: tres síntomas* o más -Consumo Abusivo: entre uno y dos síntomas*.
Tipo de bebida	1.-Cerveza 2.- Ron-Whisky 3.- Vino 4.- Aguardiente 5.-Bebidas no industriales	Según criterios del entrevistado y su familia
Magnitud del consumo	Cerveza: -Menos de 5 -6 a 10 -Más de 11 Ron, whisky, aguardiente y bebidas no industriales: -Menos de media botella -De media a una botella -Mas de una botella	Según criterios del entrevistado y su familia
Frecuencia del consumo	. Diaria: -1 día a la semana -2 días a la semana -3 días a la semana -4 días a la semana -5 días a la semana -6 días a la semana -7 días a la semana . -Semanal: -1 semana al mes -2 semanas al mes -3 semanas al mes -Todas las semanas . -Mensual: -Cada dos meses -Cada tres meses -Cada 5 meses -Cada 6 meses -Cada 7 meses -Cada 8 meses -Todos los meses	Según criterios del entrevistado y su familia
Mitos sobre los beneficios del consumo de alcohol	-Presente -Ausente -Se desconoce	Cuando el paciente responde Verdadero a tres o más de las preguntas formuladas para cada tipo de mito Cuando el paciente responde Falso a tres o más de las preguntas formuladas para cada tipo de mito cuando se dejan tres o más ítems sin responder**
Síntomas psíquicos	Ansiedad, tristeza, angustia, ideas suicidas.	Acorde a los datos de la entrevista. Es toda manifestación expresada u observada
Percepción por el anciano de problemas familiares	-Problemas de comunicación -Problemas económicos -Hacinamiento	Acorde a los datos de la entrevista Es toda manifestación expresada o identificada en relación con su medio familiar

Convivencia	-solo -con pareja -con pareja e hijos -con hijos -con otros familiares -con amigos	Según criterios del entrevistado y su familia
Crisis de la tercera edad	Si esta presente o no -Crisis de identidad -Crisis de autonomía -Crisis de pertenencia	Acorde a los datos de la entrevista. Se considera presente cuando existe al menos una de las tres***
Carencias de la tercera edad	Si esta presento o no -Seguridad -Amor y afecto -Sentido de la vida -Compañía -Utilidad:	Acorde a los datos de la entrevista. Se considera presente cuando existe al menos una de las cinco****

*Síntomas de alcoholismo:

1.- dependencia psicológica.

2.- tolerancia aumentada

3.- tolerancia invertida

4.- pérdida de capacidad de control

5.- dependencia física con síntomas de abstinencia

6.- consumo sin pensar en las consecuencias

7.- disminución de la capacidad de disfrute

**Mitos sobre los beneficios del consumo de alcohol

- <u>.- Beneficios del alcohol para la salud</u>:
- 1.1.- Bueno para el corazón
- 1.2.- Destapa las arterias
- 1.3.- Bueno para la diabetes
- 1.4.- Limpia los riñones
- 1.5.- Bueno para la HTA
- <u>.- Beneficios del alcohol para el sexo</u>:
- 2.1.- Mejora el desempeño
- 2.2.- Quita la pena
- 2.3.- Aumenta el deseo
- 2.4.- Retarda la eyaculación
- 2.5.- Mejora la erección
- <u>.- Beneficios del alcohol en las relaciones sociales</u>

- 3.1.- Mejora el complejo de inferioridad
- 3.2.- Mejora la comunicación
- 3.3.- Te hace más sociable
- 3.4.- Te ayuda a olvidar los problemas
- 3.5.- Te ayuda a enfrentar los problemas
- .- Imagen de enfermedad:
- 4.1.-El alcohol no es una droga
- 4.2.-Consumir solo los fines de semana no lo convierte en alcohólico
- 4.3.-Alcohólico es el que tiene que beber todos los días
- 4.4.-Alcohólico se vuelve el que no se alimenta bien
- 4.5.-Alcohólico es el que pierde el trabajo o la familia por beber
- 4.6.-4.7.-Las personas de buena moral no son alcohólicas

***Crisis de la tercera edad

Crisis de Identidad: -Deterioro en la autoimagen y autoconcepto,

Crisis de Autonomía: Necesidad exagerada de ayuda, dependencia

Crisis de pertenencia: Desvinculación hacia la familia, las propiedades, pérdida de espacios

****Carencias en la tercera edad:

Cuando se constata que el anciano percibe: Necesidad de afecto, carencia de apoyado, pérdida del sentido de utilidad, necesidad de compañía, pérdida del sentido de la vida.

-Seguridad: siente que recibe el apoyo de su familia ante sus necesidades y eventualidades

-Amor y afecto: siente que no es suficientemente querido o amado por sus familiares y amigos

-Sentido de la vida: siente su vida falta de objetivos y metas.

-Compañía: se siente solo

-Utilidad: no se siente útil

Anexo VIII

Paciente:

Edad:

Encuesta: 1

I.- Diagnóstico de enfermedad:

1.1-Dependiente:____

1.2-Consumo abusivo:___

II- Síntomas

2.1-Dependencia psicológica:___

2.2-Tolerancia aumentada____

2.3-Tolerancia invertida____

2.4-Perdida de capacidad de control____

2.5-Dependencia física con síntomas de abstinencia____

a)-Leve___ b)-moderada___ c)-grave___

2.6-Consumo sin pensar en las consecuencias____

2.7-Disminución de la capacidad de disfrute___

III.- Convivencia

-solo

-con pareja

-con pareja e hijos

-con hijos

-con otros familiares

-con amigos

IV.-Estado civil:

- viudos____

- divorciados___

- solteros___

- casados___

- separados conviviendo___

V.-Vínculo laboral:

- jubilados___

- vínculo actual___

- trabajador por cuenta propia___

- sin actividad actual___

VI- Modalidad de Inicio:

6.1.- Siempre consumió alcohol en igual cantidad o frecuencia___

6.2.- Aumento el consumo después de los 60 años_

6.3.- Comenzó la ingesta después de los 60 años

VII- Tipo de bebida:

7.1.- Cerveza_ ___

7.2.- Ron o Whisky____

7.3.- Vino____

7.4.- Aguardiente____

7.5.-Bebidas no industriales___

VIII.- Cantidades:

8.1-Cerveza:

a) I-Menos de 5___

b) -5 a 10___

c) -Más de 10____

8.2-Ron y aguardiente:

a)-Menos de media botella___

b)-De media a una botella___

c)-Más de una botella___

IX-Frecuencia

9.1- Diaria:

a)-1 día a la semana___

b)-2 días a la semana___

c)-3 días a la semana___

d)-4 días a la semana___

e)-5 días a la semana___

f)-6 días a la semana___

g)-7 días a la semana___

9.2 -Semanal:

a)-1 semana al mes___

b)-2 semanas al mes___

c) -3 semanas al mes___

d)-Todas las semanas___

9.3 -Mensual:

a)-todos los meses___

b)-Cada dos meses____

c)-Cada tres meses____

d)-Cada 5 meses___

e)-Cada 6 meses -___

f)-Cada 7 meses-___

g)-Cada 8 meses-___

h)-Todos los meses-___

X.-Síntomas psíquicos:

10.1- Depresivos-___

10.2- Ansiedad-___

10.3- Crisis de angustia-___

10.4- Ideas suicidas___

XI-Disfunción familiar:

11.1- discusiones familiares-___

11.2- soledad-___

11.3- mala de convivencia-___

11.4- problemas económicos-___

XII-Crisis de la tercera edad:

12.1- Crisis de identidad___

12.2- Crisis de autonomía___

12.3- Crisis de pertenencia___

XIII-Carencias de la tercera edad:

13.1- De seguridad___

13.2- Amor y afecto___

13.3- Sentido a la vida___

13.4- Sentido de inutilidad___

Anexo IX

Encuesta: Mitos populares:

1.- Beneficios del alcohol para la salud:

1.1.- Bueno para el corazón V___ F___

1.2.- Destapa las arterias V___ F___

1.3.- Bueno para la diabetes V___ F___

1.4.- Limpia los riñones .. V___ F___

1.5.- Bueno para la HTA .. V___ F___

2.- Beneficios del alcohol para el sexo:
2.1.- Mejora el desempeño V___ F___

2.2.- Quita la pena V___ F___

2.3.- Aumenta el deseo V___ F___

2.4.- Retarda la eyaculación V___ F___

2.5.- Facilita el orgasmo V___ F___

2.6.- Mejora la erección V___ F___

3.- Beneficios del alcohol en las relaciones sociales:
3.1.- Quita la pena.......................V___ F___

3.2.- Mejora el complejo de inferioridad..........V___ F___

3.3.- Mejora la comunicación.......................V___ F___

3.4.- Te hace más sociable V___ F___

3.5.- Te ayuda a olvidar los problemas..........V___ F___

3.6.- Te ayuda a enfrentar los problemas.......V___ F___

4.- Imagen de enfermedad:
4.1.-Es el alcohol no es una droga.. V___ F___
Si___ No___
4.2.-Consumir solo los fines de semana no lo convierte en alcohólico V___ F___

4.3.--Alcohólico es el que tiene que beber todos los días.................. V___ F___

4.4.--Alcohólico es el que bebe todos los días................................ V___ F___

4.5.-- Alcohólico se vuelve el que no se alimenta bien por beber......... V___ F___

4.6.--Alcohólico es el que pierde el trabajo y a su familia.................. V___ F___

4.7.--Las personas de buena moral no son alcohólicos......................V___ F___

ANEXO

PLANIFICACIÓN DE ACTIVIDADES FASE INTERVENTIVA

Actividad	Objetivo	Descripción	Frecuencia	Cantidad
Reuniones con líderes comunita rios	-Incentivar la participación social intersectorial (Consejos comunales, Comités de Salud, Representantes de las diferentes iglesias, Funcionarios del Ministerio de Salud venezolano y de la alcaldía) -Estimular la cooperación en el cumplimiento de las actividades – Someter a consenso la planificación de las actividades.	-Se realizó análisis colectivo e individual de: -cumplimiento de las actividades desarrolladas en la semana anterior -dificultades presentadas -calificación de cada actividad -Información y explicación de cada actividad programada para la semana próxima.	Semanal	50
Actividades a influir sobre el aspecto económico				
Contactar con responsable de transporte de la alcaldía	Disminuir gastos económicos en el anciano	Coordinar el transporte gratuito para todos los ancianos incluidos en la investigación. -Obtener documento acreditativo para el pasaje	Una en toda la investigación	una
-Inscribir en los comedores populares a todos los ancianos incluidos en el estudio	.-Disminuir el gasto economico en alimentación a la familia y el anciano. -Mejorar el nivel nutricional del anciano.	-Se confeccionaron las listas pertinentes y se distribuyeron para cada comedor según el área correspondiente	Una vez	Una vez
Garantizar la medicación gratuita para la	Lograr cumplimiento del tratamiento en los	Se actualizó la dispensarización con todos los pacientes	Una vez al mes	Doce veces

mayoría de los enfermos crónicos, así como vitaminas.	que tienen limitaciones económicas. Disminuir la ansiedad en cuanto al pronóstico de la enfermedad.	objeto de estudio para garantizar la dosis mensual de medicamentos		
Recogida y distribución de donaciones	-Mejorar el vestuario de los ancianos más necesitados. -Disminuir los gastos económicos del anciano con menos recursos monetarios	Se visitaron por los líderes identificados las familias de mejor nivel adquisitivo y se solicitó su colaboración en donaciones de prendas de vestir y de calzado para los ancianos necesitados. -Se procedió a distribuir por los diferentes líderes los artículos donados a los ancianos más necesitados	Una vez cada tres meses	Cuatro veces
Visitas a los CDI del municipio	-Que el paciente y las familias constataran la posibilidad de recibir asistencia médica calificada y gratuita así como la posibilidad de medios diagnósticos incluso de alta tecnología -Divulgar la nueva política de salud gratuita	Se realizaron visitas programadas a los diferentes Centros de Diagnóstico Integral del municipio con el transporte garantizado	Una vez a cada centro	Seis
Programación de consultas para las diferentes especialidades.	-Divulgar la nueva política de salud gratuita -Disminuir la inseguridad del anciano frente a las diferentes enfermedades.	Se estableció con cada especialista la planificación de consultas y los complementarios requeridos -Se realizó chequeo de asistencia a	-Una vez para la planificación de consultas y complementarios -Una quincenal para el seguimiento de asistencia a	-Una vez para cada caso -Una quincenal para el seguimiento de

	-Garantizar el adecuado diagnóstico y seguimiento de enfermedades -Atenuar las complicaciones del alcoholismo en los ancianos y prevenir su aparición -Prolongar el índice de supervivencia -Disminuir los gastos de salud en atención al anciano alcohólico complicado	consultas por los líderes comunitarios y el investigador a través de la historia clínica ambulatoria	consultas	asistencia a consultas
Actividades sociales				
Ubicación de ancianos necesitados en las familias sustitutas	-Proveer a los ancianos sin familia de un marco referencial afectivo y de pertenencia. -Disminuir la soledad como factor de riesgo para el consumo. -Mejorar los síntomas de ansiedad , depresión, así como las ideas suicidas y las crisis de angustia -Disminuir en la comunidad el rechazo a los ancianos. -Sensibilizar a la comunidad con la problemática del anciano.	-A través de los líderes formales y no formales se solicitó el consentimiento de aquellas familias que estuvieran de acuerdo en atender a los ancianos que no tuvieran familiares. Se ubicó a los ancianos en las familias según afinidad de ambas partes.	-Una vez	-Una vez
Inclusión de los ancianos en el círculo de abuelos y	-Mejorar el nivel de socialización de los ancianos. -evitar la	Fueron incluidos todos los ancianos pertenecientes al estudio, se	Una quincenal	24

desarrollo de actividades	alienación social del anciano y proveerlo de un grupo social de pertenencia con iguales objetivos. -Acentuar la cohesión del grupo -Mejorar los malestares psicológicos -Enseñarlos a disfrutar en colectivo sin la necesidad del consumo.	realizaron reuniones para analizar los diferentes temas propuestos, así como actividades productivas en ayuda de las familias necesitadas y actividades recreativas: fiestas, salidas a la playa a centros naturales de interés turístico		
Actividades terapéuticas				
Reuniones de grupo tipo didáctico participativo*	-Cambiar la percepción del anciano sobre su funcionamiento familiar. -Atenuar los malestares psicológicos. -Disminuir las carencias y crisis de la tercera edad. -Desestructurar los mitos y creencias sobre el consumo de alcohol	Se realizaron a través de reuniones con pacientes. En cada tema se incluyo una sesión al paciente conjuntamente con su familia en las variantes de discusión colectiva, análisis de bibliografía, y discusión de casos -Se desarrollaron las diferentes técnicas de actividades participativas	Una vez a la semana	55
Consultas individuales con el paciente	-Establecer diagnóstico preciso y evolutivo en cuanto a necesidad de cambio. -Evolución de la enfermedad y sus síntomas. -Evolución y seguimiento de enfermedades crónicas -Manejo de la	-Intercambio de información y manejo terapéutico entre el médico y el paciente en busca de generar necesidad de cambio en el paciente, sus hábitos de vida y del patrón de consumo	Una vez a la semana	55

	problemática individual del paciente			
Consultas individuales con la familia	-Corroborar información. -Establecer criterio evolutivo -Orientaciones a la familia sobre el manejo del anciano en el hogar -Mejorar funcionamiento, relaciones interpersonales y comunicación familiar. -Desestructurar patrones paternalistas sustitutivos y excluyentes en el trato al anciano. -disminuir el impacto y complicaciones del consumo de alcohol par ala familia	-Se desarrollo de forma individual con cada una de las familias de los pacientes, con intercambio de criterios y opiniones. -Se dieron orientaciones precisas a la familia sobre el trato del anciano en relación a la problemática histórico familiar y los antecedentes		

Reuniones de grupo tipo didáctico participativo*			
Temas	**Tipo de actividad**	**Duración**	**No. sesiones**
Concepto, clasificación y sintomatología de la enfermedad	Charlas educativas	30 minutos	2
	Lectura de artículos científicos relacionados con el tema	30 minutos	1
	Análisis de casos	45 minutos	3
Causas del consumo y factores de riesgo	Charlas educativas	30 minutos	2
	Lluvia de ideas	30 minutos	1
	Análisis de casos	45 minutos	3
El alcohol como droga, mecanismos de dependencia psicológica y física	Charlas educativas	30 minutos	2
	Lectura de artículos científicos relacionados con el tema	30 minutos	1
	Análisis de casos	45 minutos	3
Papel de la familia en la aparición de la enfermedad	Charlas educativas	30 minutos	2
	Técnica de la silla vacía	30 minutos	1
	Análisis de casos	45 minutos	3
Reforzadores positivos de la sustancia	Charlas educativas	30 minutos	4
	Actividad participativa “La Piñata”	30 minutos	1
	Análisis de casos	45 minutos	3
Repercusiones a	Charlas educativas	30 minutos	4

corto y largo plazo del alcohol sobre la psiquis y el organismo en general			
	Técnica psicodramática "De espaldas"	30 minutos	1
	Análisis de casos	45 minutos	3
Repercusiones a corto y largo plazo del alcohol sobre la esfera social	Charlas educativas	30 minutos	4
	Técnica Participativa "El cuento"	30 minutos	1
	Análisis de casos	45 minutos	3
Repercusiones a corto y largo plazo del alcohol sobre la esfera familiar	Charlas educativas	30 minutos	4
	Técnicas psicodramáticas	30 minutos	1
	Análisis de casos	45 minutos	3
Mitos, creencias populares, cómo se forma y transmite un mito, papel de los mitos en el consumo de alcohol	Charlas educativas	30 minutos	4
	Técnica participativa "La Bola"	30 minutos	1
	Análisis de casos	45 minutos	3
Mitos del consumo de alcohol y beneficios sobre la salud	Charlas educativas	30 minutos	1
	Técnica Participativa "El cuento	30 minutos	1
	Análisis de casos	45 minutos	3
Mitos del consumo	Charlas educativas	30 minutos	1

de alcohol y beneficios sobre las relaciones sociales			
	Técnica participativa "La Bola"	30 minutos	1
	Análisis de casos	45 minutos	3
Mitos del consumo de alcohol y beneficios sobre la sexualidad	Charlas educativas	30 minutos	1
	Técnica participativa: "El cuento"	30 minutos	1
	Análisis de casos	45 minutos	3
Mitos sobre imagen de enfermedad	Charlas educativas	30 minutos	1
	Técnica participativa "La Bola"	30 minutos	1
	Análisis de casos	45 minutos	3
Recaídas, concepto características y causas más frecuentes	Charlas educativas	30 minutos	1
	Técnica participativa "La Meta"	30 minutos	1
	Análisis de casos	45 minutos	3
Mecanismo de producción y preparación de las recaídas	Charlas educativas	30 minutos	1
	Técnica participativa "La Bola"	30 minutos	1
	Análisis de casos	45 minutos	3
Cómo evitar una recaída	Charlas educativas	30 minutos	1
	Técnica participativa "El cuento	30 minutos	1
	Análisis de casos	45 minutos	3
Papel de la familia en la aparición de la	Charlas educativas	30 minutos	1

recaída			
	Técnica participativa "La Bola"	30 minutos	1
	Análisis de casos	45 minutos	3
Papel de la familia ante una recaída	Charlas educativas	30 minutos	1
	Técnica participativa "La Meta"	30 minutos	1
	Análisis de casos	45 minutos	3

Distribución de tiempo para cada sesión					
Tipo de actividad	**Tiempo total**	**Introducción**	**Objetivos**	**Desarrollo**	**Conclusiones**
Charlas educativas	30 minutos	5 minutos	2 minutos	18 minutos	5 minutos
Técnicas participativas	45 minutos	5 minutos	2 minutos	33 minutos	5 minutos
Análisis de caso	45 minutos	5 minutos	2 minutos	21minuto	2 minutos

REFRENCIAS BIBLIOGRÁFICAS

---

[i] Aristóteles. "Retórica ll". '13:1389 b, 14, 1390 a 7

[ii] González R. las Adicciones a la luz de la ciencia y el símil. Gobierno Bolivariano de Venezuela. Ministerio del Poder Popular para la Salud. Fundación José Félix Ribas. Caracas. Venezuela2008

[iii] García A. "Algunos factores de riesgo asociados al alcoholismo en población rural de Rincón Adentro."Trabajo presentado en la Jornada Científica Nacional de la Misión Barrio Adentro, propuesto para publicación. Venezuela. Caracas.2004.

[iv] González B. Participación Comunitaria. Cómo lograr la participación comunitaria. Conferencia del Dossier de la Maestria de Promoción de salud Cátedra de Promoción de Salud. ENSAP. Cuba. 2005

[v]. Gaskin de Urdaneta A.; Rosales de Martínez N: "Alcohol y gravidez: análisis de una muestra en la Maternidad Armando Castillo Plaza". Investigación Clínica 1997;38: 66-67.

[vi]. Santo Domingo J: “Consenso de la Sociedad Española de Psiquiatría sobre Diagnóstico y Tratamiento del alcoholismo y otras Dependencias”. Madrid. 2:47.79. 2000

[vii]. Cuevas J. Sanchos M: “Tratado de Alcohología”. DuPont Pharma. 18:199-209.2000

[viii]. O´Conell H.; Chin AV.; Cuningham C.; Lawlor B.: Alcohol use disorders in elderly people-redefining anageold problem in old age. BMJ. 2003,327:664-67, ,

[ix]. Gual A.; Segura L.; Contel M.; Heather N.; Colom J.: AUDIT-3 and AUDIT-4 effectiveness of two short forms of the alcohol use disorders identication test. Alcohol. 2002 37(6): 591-96

[x]. Rodríguez M.: El MALT versión española. Madrid. Edit. El mundo.2001

[xi].Jiménez J M.: Neurobioquímica del alcohol. Edit. Cauce. Madrid.1999.

[xii]. Mark K.: “The disease concept of alcohol revisited”, en *J. Stud. Alc.* 37, 11:1694-1717, New Jersey, 1976:1695.

[xiii]. Velasco R.: Salud mental, enfermedad mental y alcoholismo: Conceptos básicos, México, ANUIES-Trillas, 1990:47.

[xiv]. Gosselin N.: “Desintegration social et comportement alcoholique”, en *Toxicamanies*, 10,1, anvier-Mars: 5-22, Quebec, 1997:5.

[xv]. NIAAA. *First Special Report to the U.S.Congress on Alcohol and Health* , Mark Keller, editor, Maryland, USA, 22 pp. 1971:16; NIAAA,

Alcohol and Alcoholism: Problems, Programs and Progress , NIMH-NIAAA, Maryland, USA, 16 pp.1972:21-22

[xvi]. Honigmann J.: *Personality in Culture*, Harper and Row Publishers, New York, USA, 2005:353.

[xvii] Howard T. B.:, "Acculturation and drinking in an Italian American community", en *J.S.A.*, 38, 7, July: 1324-1346, New Jersey, USA, 2004: 1324

[xviii]. Filstead William J.:"The family, alcohol misuse and alcoholism: Priorities and proposals for an intervention", en *J.S.A.*, 38, 7, July: 1447-54, 2003:1447.

[xix]. OMS-Comité de Expertos en Salud Mental, *Reporte núm. 48*, Ginebra, Organización Mundial de la Salud (OMS), 1952

[xx]. OMS: "Plan Europeo de Acción contra el Alcohol". 1980

[xxi]. Correia M; Claeson M; Pyne, Hnin Hnin: "Dimensiones de género en el consumo de alcohol y problemas afines en América Latina y el Caribe", Informe del Banco Mundial. 2002.

[xxii]. Ariaga I; Godoy L.: "Seguridad ciudadana y violencia en América Latina: diagnóstico y políticas en los años 90" (LC.l1179-P) Agosto 1999.

[xxiii]. Caetano R.: "Problemas relacionados con el consumo de alcohol en América Latina: Revisión bibliográfica". Bol Oficina Sanit Panam 1984;97: 497-525.)

[xxiv]. De Urdaneta G.; Alvi Seale J. P.; Fleming M.; Murria M: "Atención primaria y trastornos por consumo de alcohol: evaluación de un programa de formación del profesorado en Venezuela" Rev. Panam. Salud Publica Vol.12 no.2 Washington. Aug. 2002

[xxv]. Spirits Commodity Board. World drink trends 1999: international beverage consumption and production trends. Henley-on-Thames: NTC Publications LTD, 1999.

[xxvi]. Panamerican Health Organization. Volume II: Health conditions in the Americas, 1990. Washington, D.C.: PAHO; 1990. (Scientific Publication No. 524).

[xxvii]. Crovato E.: "Alcoholismo femenino". [Sitio en Internet] Venezuela Analítica, 5 de junio de 2000. Disponible en: http://www.analitica.com/ (acceso el 5 junio 2006).

[xxviii]. Edwards G.; Anderson P.; Babor TF.; Casswell S.; Ferrence R.; Giesbrecht, N.; et al: Alcohol policy and the public good. New York: Oxford University Press; 1994.

[xxix]. El alcoholismo en la tercera edad, un problema escondido. Editado por: RLG Canal: Documentos – Artículos y Recortes de Prensa [23 de Mayo de 2005]

[xxx] OMS-Comité de Expertos en Salud Mental, *Reporte núm. 68*, Ginebra, Organización Mundial de la Salud (OMS), 1962

[xxxi] González R.: "El alcoholismo y su atención específica: una proposición para el Tercer Mundo". La Habana: Editorial Ciencias Médicas, 1993:16-24.

[xxxii]. Zoohori N.: Recent patterns of alcohol consumption in the Russian elderly, 1992-1996. Am J Clin Nutr 1997; 66 (4):810-814 [Medline]

[xxxiii] Compilación de artículos acerca del alcoholismo y su prevención. La Habana: Editorial Ciencias Médicas, 1988:1-8.

[xxxiv]. Consejería de Sanidad y Servicios Sociales Principado de Asturias: Hábitos de consumo de bebidas alcohólicas en Asturias. Oviedo: Servicio de Publicaciones del Principado de Asturias, 1990.

[xxxv]. Comisión Nacional Contra el Uso Ilícito de las Drogas (CONACUID). [Sitio en Internet] CONACUID. Disponible en: http://www.conacuid.com/. Acceso el 10 mayo 2007.

[xxxvi]. LatinSalud.com con datos de El Mundo. En Línea: 25-09-03. Fecha de acceso: 20/1/2006. Disponible en URL: *http://www.latinsalud.com/articulos/10543.asp*

[xxxvii] Holroyd S.; Currie L.; Thompson-Heislerman A.; Abraham I.: Descriptive study of elderly community-dwelling alcoholic patients in the rural south. Am J Geriat Psychiat 2003; 5 (3):221'228 [Medline]

[xxxviii] DSM-IV. Manual diagnóstico y estadístico de los trastornos mentales, Ed.. Masson SA, Barcelona, 1995

[xxxix] . Ewing JA: Detecting alcoholism: The CAGE questionnaire. JAMA 2004; 252: 1.905-1.907

[xl] Hays JT.; Spickard WA.: Alcoholism early diagnosis and intervention. J Gen Intern Med 1987: 2: 420-427 [Medline]

[xli] Bereh A.; Thorsent T.; Rollnicks S.: Severing in brief intervention trials targeting excessive drinkers in general practice: systematic review and meta-analysis BMI 2003,327:356.42

[xlii] Whitlock E.P.; Polen M.R:; Green A.; Orleans T.; Klein J.: Behavioral Couseling Interventions in Primary care to Reduce Riskyl Harmful Alcohol use by Adults: A summary of the Evidence for the U.S. Preventive Services Task F Ann Intern. Med. 2004 140 .557-68

[xliii]. Davis L.F.; Hunt R.D.; Morse R.M. O'Brien P.C.: Discriminate analysis of the self administered alcoholism screening test Alcohol Clin Experiment Res 2003: 264-273

[xliv]. Beresford T.P.: Alcoholism in the elderly. lnt Psychiatr 2003; 5 (4):477483

[xlv]. Spekens A.E.M.; Heeren, T.J.; Rooijmans, H.G.M.: Alcohol abuse among elderly pacients in a general hospital as identified by the Munich Alcoholism Test. Acta Psychiatrica Scandinavica 2001; 83 (6): 460-462

[xlvi.] Fernández J.A; Ruiz Moral, R.; Perula de Torres, L.A.; Campos Sánchez, L; Lora Cerzo, N.; Martínez de la Iglesia, J.: Grupo Cordobés de

Investigación en atención primaria (GCIAP) Efectividad del consejo medico a pacientes alcohólicos y bebedores excesivos atendidos en consultas de atención primaria. Aten Primaria. 2003 31:146-53

[xlvii]. McLellan A.T.; Luborsky L.; O'Brien C.P.: An improved evaluation instrument for substance abuse patients: the addiction severity Index: reliability and validity in three centers. J Nerv Ment Dis 2000; 168: 26-33

[xlviii]. Lis DM., Fink A., Moore AA.; Beck JC.; Alcoholism in the elderly. Arch Intern Med 2002; 157 (2): 242-243 lMedline]

[xlix] Glan M.: Cognitive therapy with elderly alcoholics. En: Beresford T, Gomberg E, eds. Alcohol and aging. Nueva York: Oxford University Press, 1995; 211-229

[l]. Wanberg K.W.; Hom J.L.; Foster F.M.: A differential assessment model for alcoholism: the scales of the Alcohol USE lnventory. J Stud Alcohol 2004; 38: 512-5/3

[li] Clasificación Internacional de enfermedades no 10. Editorial Brugera, Barcelona, España, 2004.

[lii] Muracén I.; Martínez A.; Aguilar J. M.; González M. R.: Pesquisaje de Alcoholismo en un Área de Salud Rev. Cubana Medicina General Integral 2001;17(1):62-7.Revisión de criterios diagnósticos de CIE-10 1995

[liii] Revista Liberaddictus, Núm. 81, Sep-Oct, 2004 http://www.liberaddictus.org/Pdf/0847-81.pdf Acceso en Marzo 2006

[liv]. Hernández E.: Psicología de la Salud. Fundamentos y aplicaciones. Editorial La Noche. Guadalajara. Jalisco, México. 2005.

[lv]. Hernández E. Intervención psicológica. Dossier de la Maestría en Psicología de la Salud. Escuela Nacional de Salud Pública, 2007

[lvi] Sanabria G. "Intervención comunitaria. Dossier de la Maestría en Psicología de la Salud. Escuela Nacional de Salud Pública, 2007

[lvii]. U.S. Department of State, Bureau for International Narcotics and Law Enforcement Affairs. International Narcotics Control Strategy Report 1997: Venezuela. Washington, D.C.: Bureau for International Narcotics and Law Enforcement Affairs; 1998.

[lviii].Edelstein B.A.; eds: El envejecimiento y sus trastornos. Barcelona: Martínez Roca, 1989

[lix]. James O.F.W.: Gastrointestinal and liver function in old age. Clin Gastroenterol 2003; 12:671-691

[lx]. Cuevas J.; Torres M.A.; Rubio J.: Estudio descriptivo de los pacientes alcohólicos ingresados en una unidad de desintoxicación hospitalaria. Rev Esp Drogodepend 1994; 19 ( ): 325-3a5

[lxii] Ribera J M.: Paciente anciano y atención sanitaria ¿un paradigma de discriminación? problemas éticos en relación con el paciente anciano. Clínicas Geriátricas. Editores médicos S.A. Madrid.2005

[lxiii] Franca-Tarragó O: Ética y la asistencia al anciano. Universidad Católica. Bilbao 2000

[lxiv] Valdés Mier M. Psicogeriatría para médicos generales integrales. Editorial Oriente. Santiago de Cuba, Cuba, 1997.

[lxv] Torres N.: Participación popular en el sector de la salud. Evolución histórica. [Tesis para optar por el grado de Master en Salud Pública]. IDS, Ciudad de La Habana, 1978

[lxvi] Castell P. Intersectorialidad y sistemas de salud. La experiencia cubana. La Habana. ENSAP, 2003.

[lxvii] Castell Florit-Serrate P. La Intersectorialidad en la práctica social el sistema nacional de Salud Cubano. Tesis para optar por el Grado científico de Doctor en Ciencias de la Salud. Escuela Nacional de Salud Pública. Ciudad de la Habana, 2007.

[lxviii] López A. Cruz, L. (2005). Participación comunitaria desde la Universidad. Revista Pedagogía Universitaria. Educación y Educadores, Vol. 8. : 91-104. Costa Rica: Universidad de La Sabana, Facultad de Educación. (Documento en línea). Disponible: http://dialnet.unirioja.es/servlet/articulo codigo=2040759 (Consulta: 2007, mayo 30).

[lxix]Martínez S. Ética Pública y Participación Ciudadana. Primera Edición. Colombia: Sic. pp. 195. (Documento en línea). Disponible:

http://www.siceditorial.com/obra.asp codigo_356 (2005). (Consulta: 2007, mayo 30).

[lxx] Casilla, D, Inciarte A. La naturaleza de la acción participativa y la formación para participar. Revista Espacio Abierto. Cuaderno Venezolano de Sociología. Vol. 13. Nº 2: 249-275. Maracaibo: LUZ. (2004).

[lxxi] Constitución de la República Bolivariana de Venezuela, 1999. Publicado en la Gaceta Oficial de la República.

[lxxii] Díaz G. Conferencia:" La entrevista en profundidad. Escuela Nacional de Salud Pública.2005.

[lxxiii] González. Menéndez R. Alcoholismo: abordaje Integral. Santiago de Cuba: Oriente; 2004.

[lxxiv] González Menéndez R, Goicolea S. El consumo social y anormal de alcohol: criterios para su identificación 2005

[lxxv] OPS – OMS Centro de estudios de población y desarrollo Centro iberoamericano de la tercera edad. Cuba. Organización panamericana de la salud (OPS). La Universidad de Wisconsin. Proyecto salud bienestar y envejecimiento de los adultos mayores en América Latina y el Caribe Ciudad de la Habana, Cuba. Año 2000 octubre, 2005

lxxvii Amaga' lrma; Hopenhayn, Martín: Producción, tráfico y consumo de drogas en América Latina. Serie Políticas Sociales'. División de desarrollo social. CEPAL. ECLAC. Naciones Unidas. Santiago de Chile, octubre 2000

lxxviii Fernández-Ballesteros R. Mitos y realidades sobre la vejez y la salud. Barcelona: SG Editores, 1992

lxxix Ríos, S. A: Crece el abuso de alcohol y de psicofármacos en la tercera edad Publicado en la ed. impresa: Ciencia/Salud De la Redacción de LA NACION Link} permanente: http://www.lanacion.com.ar /823489 Publicado Sábado 15 de julio de 2006. Consultado 24 julio 2007

lxxx Adams WL, Cox NS Epidemiology of problem dirnking among elderly people. Int J Addic 1995; 30 (13-14): 1.693-1.716. Administration on Aging

lxxxi Salzman C, Van der Kolk B, Shader RI Psychopharmacology and the geriatric patient. En: Shader RI (ed). Manual of psychiatric therapeutics. Boston: Little, Brown, 1975

lxxxii Buil P, Díez Espino J. Anciano y familia. Una relación en evolución. Publicado en www.anales cfnavarra.com el 13 enero 2007.Consultado 11 febrero 2008

lxxxiii El alcohol en la tercera edad. Buena Salud/Archivo de Artículos http://www.buenasalud.com/lib/ShowDoc.cfm?LibDocID=3034&ReturnCatID=1896Oublicado 25 febrero 2007. Consultado Enero 2008

[lxxxiv] O'Connell H, Chin A, Cunningham C, Lawlor B: Trastornos por el Consumo de Alcohol en Personas Mayores. Redefinición de un Problema Antiguo en Personas Añosas. Sociedad Iberoamericana de Información Científica (SIIC) 2002

[lxxxv] Baumgartner RN' Koehler KM, Gallagher D, Romero L, Heymsfield SB, Ross RR et al Epidemiology of sarcopenia amogn the ederly in New México. Am J Epidemiol 1998; 147 (B): 755_763 lMedline]l

[lxxxvi] Lakhani N Alcohol use amongst community-dwelling elderly people a review of the literature. J Mvanc Nurs 19g7; 25 (6): 1.227-1.232 [Medtine]

[lxxxvii] Folks DG' Fuller WC Anxiety disorders and insomnia ¡n geriatrie patients. psychiatric clinies NA 20 (1): 137-164, 1 997.

[lxxxviii] Herrera Mingorance JJ. Ansiedad en del anciano. VERTEX (en prensa, 1998).

[lxxxix] Layton ME' Dager R Treatment of anxiety disorders, en The psychiatry clinies of North America: Annuat of drug therapy' Dunner DL, Roenbaum JF, WB Saunders company, philadelphia, 1ggs, págs.183-209.

[xc] Herrera Mingorance JJ. Ansiedad en del anciano. VERTEX (en prensa, 1998).

[xci] Layton ME' Dager sR Treatment of anxiety disorders, en The psychiatry clinies of North America: Annuat of drug therapy' Dunner DL, Roenbaum JF, WB Saunders company, philadelphia, 1ggs, págs.183-209.

[xcii] Herrera Mingorance JJ. Ansiedad en del anciano. VERTEX (en prensa, 1998).

[xciii] Layton ME' Dager sR Treatment of anxiety disorders, en The psychiatry clinies of North America: Annuat of drug therapy' Dunner DL, Roenbaum JF, WB Saunders company, philadelphia, 1ggs, págs.183-209.

[xciv] Van Der Pol V, Rodgers H, Aitken P, James O, Curless R Does alcohol contribute to accident and emergency department attendance in elderly people? J Accid Emerg Med 1996; 13 (4):258-260

[xcv] Fundacredesa. Proyecto Venezuela. División de investigaciones sobre la familia. 1981-1987.

[xcvi] Guada. Milagros: Alcoholismo y Sida. TRAGO AMARGO. Revista Consenso Médico Venezuela, publicado el 2006-10-01.Disponible *Directorio Médico/Artículos/Alcoholismo* http://www.directomed.com/articulo/art/alcoholismo/trago.asp. Consultado 23 /05/07

[xcvii] González, R. Cómo enfrentar el peligro de las drogas. Ed. Oriente, Santiago de Cuba. 2000

[xcviii] Navarro M; Vincenzo Pontillo Ch: Autoestima del adolescente y riesgo de consumo de alcohol. Fuente: Conacedrogas, publicado 3/2/05, consultado 5/6/06

[xcix] Navarro, J., Aspectos sociológicos y epidemiológicos del consumo de alcohol en España. En Tratado de Alcohología, pp. 443, Madrid. 2000

[c] Díaz, R.; Ferri, Ma.J. Prevención en poblaciones de riesgo (1): los hijos de alcohólicos pp 353-373. En Monografía Alcohol. Ed. Antonio Gual. Rev. Adicciones, vol. 14, suplemento 1, Valencia, Espana. 2002.

Brasil. 1999.

[cii] Jiménez L. El enfoque estratégico en la planificación de intervenciones..

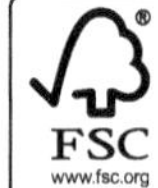

MIX
Papier aus verantwortungsvollen Quellen
Paper from responsible sources
FSC® C105338

Printed by Books on Demand GmbH, Norderstedt / Germany